胎宝宝的悄悄话

肖春香　编著

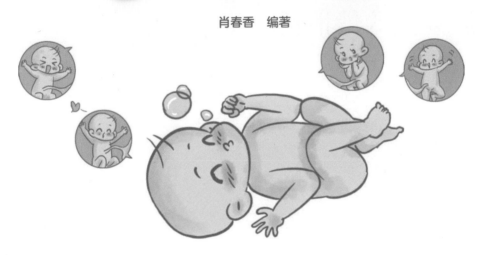

U0376321

吉林科学技术出版社

图书在版编目（CIP）数据

胎宝宝的悄悄话 / 肖春香编著. -- 长春：吉林科学技术出版社，2020.5
ISBN 978-7-5578-5189-7

Ⅰ. ①胎… Ⅱ. ①肖… Ⅲ. ①孕妇－妇幼保健－基本知识 Ⅳ. ①R715.3

中国版本图书馆CIP数据核字(2018)第257537号

胎宝宝的悄悄话

Taibaobao de Qiaoqiaohua

编　　著　肖春香
出 版 人　宛　霞
责任编辑　孟　波　宿迪超
封面设计　深圳市金版文化发展股份有限公司
制　　版　深圳市金版文化发展股份有限公司
幅面尺寸　170 mm×240 mm
字　　数　190千字
开　　本　16
印　　张　12
印　　数　1-5000册
版　　次　2020年5月第1版
印　　次　2020年5月第1次印刷
出　　版　吉林科学技术出版社
发　　行　吉林科学技术出版社
地　　址　长春市福祉大路5788号出版集团A座
邮　　编　130118
发行部电话/传真　0431-81629529　81629530　81629531
　　　　　　　　　　81629532　81629533　81629534
储运部电话　0431-86059116
编辑部电话　0431-85610611
印　　刷　长春百花彩印有限公司
书　　号　ISBN 978-7-5578-5189-7
定　　价　49.80元
如有印装质量问题　可寄出版社调换
版权所有　翻印必究　举报电话:0431-81629508

前言

妈妈，我是胎宝宝，是您跟爸爸的爱情结晶，在您发觉自己怀孕之前，我就已经悄悄地来了。

作为妈妈的宝贝，我感到很幸福，我想妈妈也是这种感觉。我这棵生命的小苗在一天天地长大，妈妈也从小腹平平变得"大腹便便"，您一定想知道，在怀孕的40周里，我会有哪些变化？

妈妈的心思我都知道，翻开这本书，您就能看到我的成长变化。一周一幅彩图，您能清楚地看到我的样子，而且还有很多我想对您说的悄悄话也都在书里。比如，妈妈这个月要去医院接受怎样的检查？随着我的长大，您可能会产生哪些不适？为了我的健康成长您应该多吃些什么？日常生活中有哪些注意事项？爸爸可以辅助的事情有哪些？总之，妈妈想知道的或者将要面对的，都可以在这里找到答案。

妈妈也许会好奇，我还是个小宝宝，怎么会知道这么多？看似小小的我，其实保留着朦胧的记忆，虽然10个月很漫长，但每分每秒我都有着真切的感受，有谁会比胎宝宝更了解自己呢！所以，妈妈要想了解我，就要多看看我写在书里面的这些悄悄话，不仅能让您安心、快乐地度过孕期，还能让我顺利、健康地出生。

所以，亲爱的妈妈，快翻开这本书吧！从怀孕第1周开始，看看我有哪些细微的变化，仔细听听我有哪些悄悄话想要对您说。

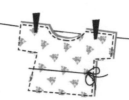
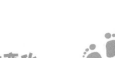

目 录 Contents

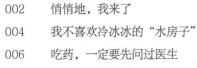

Part ①

孕1个月
不知不觉中迎来了小生命

Part ②

孕2个月
我带给妈妈的微妙变化

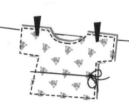

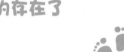

Part ③
孕3个月
妈妈要多加小心

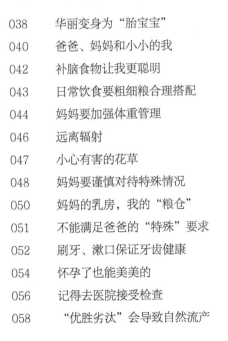

Part ④
孕4个月
妈妈能感受到我的存在了

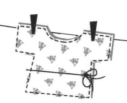

Part **5**

孕5个月
听听我的心跳声

Part **6**

孕6个月
适当运动帮助我健康成长

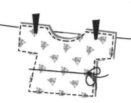

Part ⑦

孕7个月
妈妈的肚子越来越大了

Part ⑧

孕8个月
妈妈辛苦并快乐着

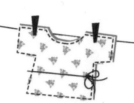

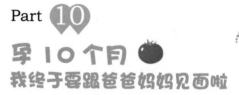

Part ⑨

孕9个月

我跟妈妈一起加油

Part ⑩

孕10个月

我终于要跟爸爸妈妈见面啦

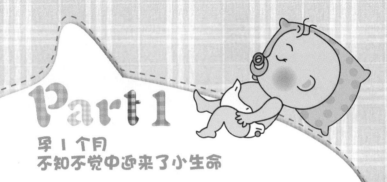

Part1

孕 1 个月
不知不觉中迎来了小生命

告诉妈妈一个小秘密，这个月的我正经历着从无
到有的过程。当爸爸的精子与您的卵子相遇并结合，
小小的我就由此诞生了。也许您一开始并未察觉，但
随之而来的身体变化，会让您真切感受到我的存在。

悄悄地，我来了

　　妈妈，我来了！从一个小小的受精卵变成了一个小胚胎，是不是很神奇？虽然您可能还感觉不到我，但是别着急，再过不久，您就能发现我的存在了。

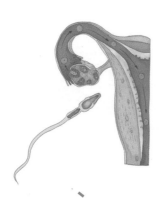

第 1 周

→ 其实这时的我是不存在的，妈妈您正处于月经期。

→ 您和爸爸一定要把身体调理好。

→ 妈妈千万记得补充叶酸哦。

→ 听医生的话，妈妈要早点休息，经常运动哦。

第 2 周

→ 卵子小姐说，她快要成熟了，妈妈不要错过排卵期哦。

→ 听医生说，如果您计算好排卵期，我将更容易到来。

→ 妈妈，您和爸爸都要戒酒、戒烟。

→ 卵子小姐和精子先生相遇了，结合了，于是便有了我。

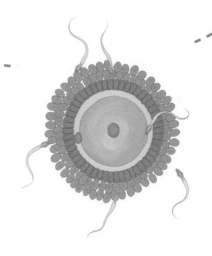

第 3 周

→ 现在，我是一个受精卵，正准备开启一次旅行。

→ 我看到了一间"水房子"，听说它叫子宫，我将在这里居住10个月。

→ 我还非常非常小，也很脆弱，妈妈，您要保护好我的"水房子"，让它暖暖的。

→ 妈妈，您一定要好好吃饭，好好休息，这样我才会健康成长。

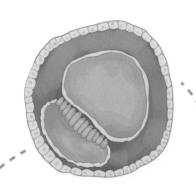

第 4 周

→ 现阶段我的身长只有0.1厘米左右，体重约1克，就像一粒芝麻般大小。

→ 妈妈，现在您可能没有任何感觉，也可能阴道会轻微出血。不过，我已经在"水房子"里安顿好了。

→ 接下来的一段时间，我会快速分化，然后一天天地长大。

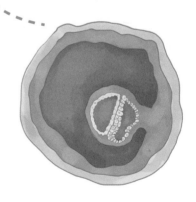

我不喜欢冷冰冰的"水房子"

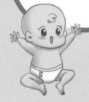

妈妈，我看到了我的"水房子"，接下来，我将会在这里度过漫长的10个月。我希望它能像阳光照耀万物那样温暖我，也能像雨露滋养花朵那样濡养我。这样，我才能稳稳地在这里生根、发芽，才能保持健健康康的状态与您见面。

而且，医生也说了，只有让"水房子"保持暖暖的，才能让您更容易拥有我，也能让接下来的孕期生活更舒适，孕吐、水肿、腹痛、皮肤粗糙等情况也会较少发生。

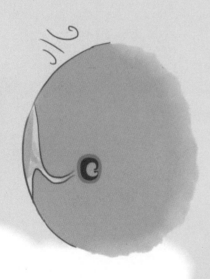

如果"水房子"一直处于寒冷的状态，我不仅很难找到它，而且即使住进去了，我也很有可能中途被迫离去。所以，请您一定要保护好它，尤其在我还很小，对它还不熟悉的情况下。

医生说，宫寒不是一朝一夕形成的，多与体质和生活习惯有关，如喜欢吃冷饮，长时间吹空调，不注意腹部保暖，不爱运动等。所以，妈妈，请您一定要远离这些坏习惯。

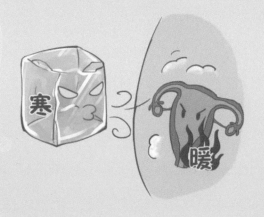

医生写给妈妈的话

孕妈妈想要保护好自己的子宫，就要防止寒气入体。请孕妈妈一定要记住以下几点：

◆让双脚保暖，有个简单的方法可以帮助孕妈妈——泡脚。可在每晚临睡前用热水泡脚15分钟左右，泡完脚后双脚互搓脚底，或适当进行脚部按摩。

◆平时穿衣要遮盖住腹部，注意腹部保暖。

◆平时多运动，每天至少活动半小时以上。

◆多吃可以暖宫的食物，如胡萝卜、芹菜、菠菜等。

吃药，一定要先问过医生

妈妈，或许您还不知道我的存在，但是从您备孕开始，就不能随便吃药了，包括保健品、滋补药。这也是您之前去医院检查，医生特意叮嘱过的事情。如果我已经存在，而您服药了，很可能会导致我消失，我们都会非常难过的。

对于刚刚安顿下来，不满4周的我来说，其实还没有在"水房子"里稳定下来，如果这个时候妈妈服用药物，会有两种结果，要么完全不会有影响，要么会让我直接离开妈妈。所以，妈妈在服用药物之前一定要先询问医生。

随着我一天天长大，各个器官会进入快速分化形成阶段，也就是妈妈怀孕5～10周这个时期。医生说这是胎儿致畸敏感期，也就是药物会对我产生很大的影响，甚至会让我不健康。我不想这样，这也一定不是妈妈想要的结果。

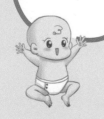

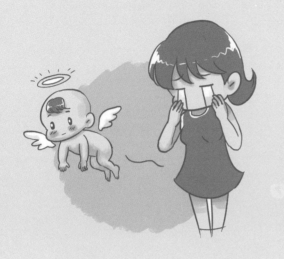

妈妈，医生说过，当我在您体内的时候很容易受到药物影响，请您一定要少用或不用药。特别是在我的大脑发育关键期，任何药物都可能会让我不舒服，甚至让我离开妈妈。

我不喜欢药，包括营养品、保健品、滋补药。如果用药，一定要问过医生哦。如果您在不知道我到来的情况下用了药，也一定要告诉医生。

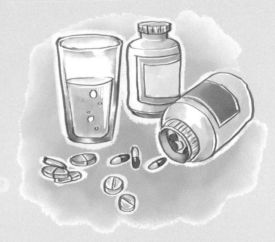

妈妈的身体要调理好

我知道妈妈一直很期待我的到来，几个月前就已经和爸爸开始做各种准备工作。例如：每天都在吃叶酸片，适量运动，以前最喜欢的火锅、咖啡也早早戒了，您甚至已经在看我将来穿的小衣服了。而爸爸呢，也早就不抽烟了，喝酒也很少，每天下班回家和妈妈一起做饭，饭后半小时，都会拉着妈妈一起去附近的公园散散步或慢跑。爸爸总是对妈妈说："咱们现在都不小了，想要一个健康、聪明的小宝宝，一定要将身体调理好才行。"不过，据我所知，妈妈现在才28岁，爸爸30岁，医生说过，这个年龄段正是适合怀孕的年龄呢。

感冒了，别着急

前几天妈妈不小心感冒了，有点发热，您特别着急。想要吃药，怕影响我；不吃药，也怕影响我！我理解妈妈纠结的心情，因为我确实不喜欢那种热热的感觉。虽然妈妈每天都喝好多温水，但不舒服的感觉依然存在。后来，爸爸带妈妈去看医生了，医生说妈妈已经高热到39.5℃了，还给妈妈开了一些药。妈妈说自己准备要孩子，不知道怀没怀上，不敢吃药。医生说没关系，这个药影响不大，如果一直高热，反而影响会更大。

果然，服了药没多久，妈妈就说自己感觉舒服多了。当然，我也是。

补品，吃还是不吃？

　　外婆听说妈妈生病了，给妈妈带来一只老母鸡，说是给妈妈补身体。妈妈很高兴，不过没有吃太多，因为医生让妈妈这段时间清淡饮食。其实，最近一段时间，外婆总是给妈妈带来好多好吃的，想让妈妈补身体，爷爷奶奶也是，他们都想早早抱孙子。妈妈当然明白他们对自己的好意，但并没有多吃，还叮嘱爷爷奶奶下次别买那么多，应该多给他们自己买一些补品。只说自己身体好好的，每天都吃各种蔬菜、水果，鱼类和肉类也没断过，这样营养应该是充足的，没有必要额外去补，况且医生也没要求这样做。

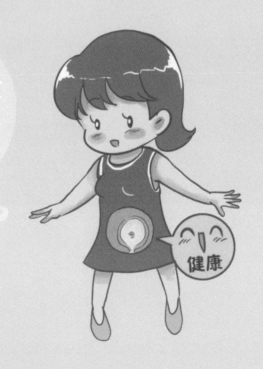

　　妈妈，我还很小很小，医生说只要您每天都吃新鲜的蔬菜、水果，吃的食物种类多一点，不挑食，不偏食，我就会健康成长，不需要吃太多的补品哦！

叶酸使我健康

医生说叶酸是一种重要的营养物质，孕妇要适当补充，这样可以有效避免胎儿出生时出现低体重、畸形、心脏缺陷等现象。所以，妈妈，叶酸片一定要记得天天吃，最少要从怀上我之前的3个月一直吃到怀上我之后的3个月。叶酸片属于非处方药，不需要医生开处方就可以直接在药店买到。妈妈，如果您之前忘了吃也不要紧，从现在开始一定要吃了。等我满3个月以后，您就可以通过多吃蔬菜和水果来补充叶酸。

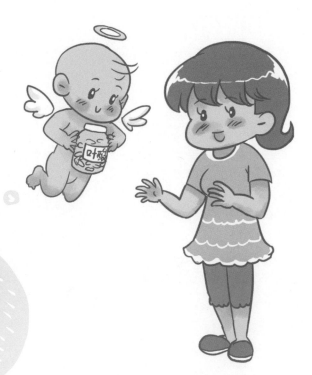

妈妈，记得医生的话吗？叶酸也不能吃太多哦，每天补充0.4毫克就可以了，可以在早饭后半小时到1个小时内补充，而且要多喝水，多休息。

医生说，除了吃叶酸片之外，您平时还要多吃新鲜的蔬菜和水果哦，因为里面不仅含有丰富的叶酸，还含有其他营养素，对我的健康非常有帮助。

营养师推荐的富含叶酸的明星食材

菠菜中的叶酸含量非常高，但其中也含有大量的草酸，而草酸会影响人体对钙的吸收，对健康不利。可在烹调前先将菠菜焯一下，以去除大部分草酸。

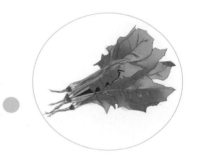

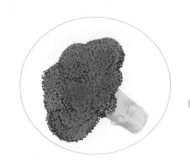

西蓝花不仅叶酸含量丰富，还含有丰富的维生素C、胡萝卜素，以及钙和铁，有利于孕妇健康。西蓝花中的纤维素还能改善孕期便秘。

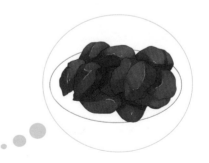

鸡肝中含有丰富的叶酸、维生素A、铁等营养成分，有助于孕期补血，可预防胎儿畸形。孕妇吃鸡肝不宜太多，每周吃1~2次，每次50~100克即可。

爸爸要照顾好妈妈的饮食

"翻炒使情感升温，煲煮使爱意绵长。亲爱的，让我来为你制作一份浓情蜜意的美味佳肴吧！"听，爸爸又在跟妈妈说悄悄话了，他说今天要给妈妈做美食哦。

爸爸的爱心厨房

"老婆，咱们以后少吃炸鸡腿吧，我知道你喜欢吃，但是为了你和宝宝的健康，我们每个星期吃一个，好吗？"

"好。"妈妈回答道。

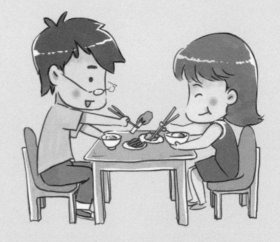

"我看书上说饮食要多样化，多吃蔬菜和水果，还要注意荤素搭配。所以，你可以多吃富含维生素的油麦菜。你不是喜欢吃鸡肉嘛，我给你做油麦菜炒鸡丝。再加一个鱼头豆腐，一个凉拌海带丝，一个清炒菠菜。怎么样？"

"你做什么我都喜欢吃，嘿嘿。"

听得我口水都要流出来了，做爸爸妈妈的宝宝真好。爸爸，以后也要做好多好吃的给宝宝哦。

可不能大开"吃"戒

妈妈，您看爸爸多爱您，已经开始为您安排合理的饮食了。医生也说，您的体重和健康都会影响到我，所以您要乖乖地听医生和爸爸的话，千万别大吃大喝，因为我不想长得太大而影响妈妈顺产哦！

医生列出的孕期食物"黑名单"	
方便面	除了高热量外，基本毫无营养可言，而且含有较多的人工色素和防腐剂
罐头食品	罐头食品在生产过程中会加入人工色素、香精、甜味剂、防腐剂等食品添加剂，会在孕妈妈体内积聚并带来不良反应
加工肉类食品	香肠、火腿等加工肉类食品属于高盐、高脂肪食物，营养价值低，且容易导致肥胖
油炸、烧烤类	属于高热量、高脂肪的食品，且在烹制过程中经高温油炸、烘烤，容易产生致癌物
果脯、蜜饯类	属于高糖、高热量食品，容易损伤牙齿、导致肥胖
奶油制品	属于高热量食品，而且有些还含有色素和反式脂肪，不利于胎儿发育
碳酸饮料	含糖量高，大量饮用易引起妊娠期糖尿病。其中含有的咖啡因和二氧化碳，还容易造成宫缩、腹胀、钙质流失等问题

把家里的小动物先送走吧

前一段时间，家里养的波斯猫欢欢生病了，爸爸把它送到了宠物医院"住院"，今天下午刚刚接回家。妈妈下班回来，刚一打开门，许久没见到妈妈的欢欢就高兴地冲了出来，直接窜到了妈妈脚下，妈妈被吓到站不稳，差点摔倒，好在最后扶着门把手站住了。

吃完晚饭，妈妈就打通了美美阿姨的电话，和她说起了这件事。只听美美阿姨说："欢欢本来就是格外活泼的猫咪，这样太容易发生危险了，幸好今天只是虚惊一场，你还是赶紧把它送走吧。"

妈妈说道："我舍不得啊，它在我身边好多年了，就像我的家人一样，要不我给它准备一个大一点的笼子，我在家里时不让它到处跑。"

美美阿姨说道："不光是这个问题，欢欢身上可能有弓形虫，并且可能会传染给你，这样会影响宝宝的生长。之前就有报道，有人在孕期养猫，胎儿7个月时查出了先天性精神障碍，检查结果显示是养猫导致的。所以，你还是不要再把欢欢留在身边了。"

妈妈有点不赞同，说道："我听宠物医院的人说了，只要做好宠物的防疫与除虫工作，这些就不会发生。"

美美阿姨接着劝妈妈："话是这么说，但是为了宝宝，我劝你怀孕期间还是别养宠物。"最后，妈妈被美美阿姨说服了，觉得不养宠物比较保险，于是联系了爷爷奶奶，准备把欢欢送到他们那里寄养。虽然妈妈很舍不得，但是为了我，妈妈还是下定决心这样做。

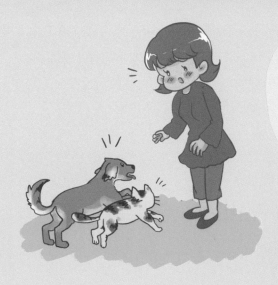

　　小区广场上总会有很多小动物，如小狗、小猫看上去活泼可爱，但如果妈妈没注意就会被它们吓到，甚至会引发意外。

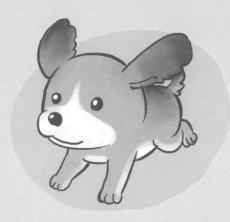

　　活泼可爱的小狗是我们的好朋友，它们毛茸茸的，但同时也会携带很多病菌，很可能会对我产生危害，所以妈妈要尽量与它们保持距离。

妈妈要住在干净整洁的家里

一大早，刚刚睡醒，就听到妈妈对爸爸说今天是周末，要和爸爸一起大扫除，而且爸爸是主力哦。嘿嘿，果然大家都想住在温暖、干净、舒适的房子里，我是这样，妈妈也是。

"老婆，上次咱们去市场淘到的你很喜欢的蓝色窗帘，我来装上吧。"

"这两盆多肉我就放阳台上了啊，还有绿萝、芦荟、发财树，老婆，你看摆在哪儿好看？"

"对了，上次老王两口子送的那幅画，你看挂在电视上方合适吗？"

"这个小桌子还是放到杂物室吧，省得你以后绊倒。"

……

听着爸爸或远或近的说话声和脚步声，我觉得浑身都暖洋洋的，很舒服。虽然爸爸和妈妈还不知道我来了，但是一直在为我的到来而精心准备着，世上还有比我更幸福的宝宝吗？

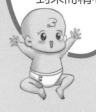

医生写给妈妈的话

孕妈妈的大部分时间都会在家里度过，居住环境的好坏不但关系到孕妈妈个人的健康问题，而且还会关系到胎儿是否能健康发育等一系列问题。因此，准爸爸及孕妈妈一定要努力营造一个安全、舒适的居家环境。

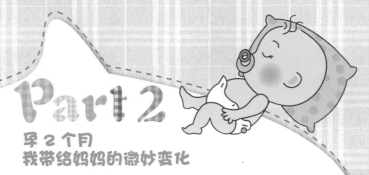

Part 2

孕 2 个月
我带给妈妈的微妙变化

进入孕2月，虽然妈妈的肚子还看不出太大的变化，但尿频、恶心、呕吐等一系列的微妙变化，会时刻向妈妈提醒着我的存在。我知道妈妈会不适应、不舒服，但这也是无法逃避的身体反应，我只能说："妈妈，辛苦了。"

我开始有"人形"啦

在妈妈的子宫里安好家之后，我就要努力长大啦！开始时我就像一粒小小的苹果籽，经过1个月的成长，我就慢慢长成像葡萄一样大的"小人儿"了。

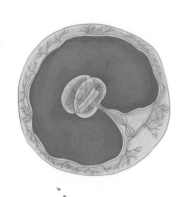

 第 5 周

→ 这一周我已经是个小胚胎啦，大概0.6厘米长，像苹果籽那么大。

→ 我的器官开始马不停蹄地生长了，肝脏、肾脏都开始发育。

→ 连接脑和脊髓的神经管也开始发育。

→ 我在努力形成心壁，这个周末我的心脏就会开始跳动了哦。

 第 6 周

→ 我的心脏已经开始有规律地跳动并供血了，我有了自己的血液循环。

→ 脑垂体和肌肉纤维都开始发育了。

→ 主要器官也在继续发育。

→ 仔细看，我的头部和四肢变化明显。

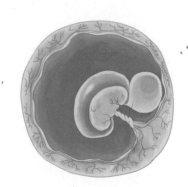

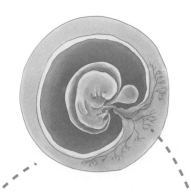

 ## 第7周

→ 我的中枢神经正以惊人的速度发育。

→ 眼睛还没长成，现在只是两个小黑点，鼻孔大开着，耳朵也有了一点凹陷。

→ 我的背部有一部分呈深色，以后这个部分会发育成脊髓。

→ 这个周末我大概能长到1.2厘米长，这时的我还是个"两头身"宝宝。

 ## 第8周

→ 经过不断地努力，本周我长到了2厘米长，是个像葡萄一样大小的"小人儿"了。

→ 我要开始面部"整形"了，眼睑、鼻子、下巴、耳朵、牙，通通长起来吧！

→ 手指和脚趾间有了一些蹼状物，我现在会伸腿、抬手，还会游泳呢。

→ 胎盘和脐带形成，这是我以后"吃饭的家伙"。

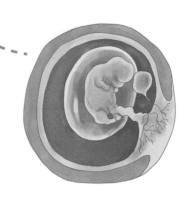

妈妈发现我的存在了

最近，妈妈一贯有规律的"大姨妈"竟然"爽约"了，晚了1周多也没来，妈妈想来想去，自己近期作息规律，饮食正常，也没什么精神压力，难道是怀孕啦？我高兴地想，妈妈终于要发现我的存在了。

爸爸有点小激动，催促着妈妈用验孕棒测一下。妈妈一测，惊喜地发现真的是两条杠，爸爸高兴地大吼："太好了，我要当爸爸了。"还把妈妈紧紧搂在怀里不停地重复这句话。看到爸爸妈妈这么开心，我也感到很开心。

过了一会儿，妈妈先冷静了下来，略带紧张地跟爸爸说："验孕棒的准确性还不到90%，另外，有些肿瘤细胞如葡萄胎、绒毛膜上皮癌等，也可分泌HCG（人绒毛膜促性腺激素），导致验孕棒出现假阳性结果，我怕咱们白高兴一场啊，还是去医院仔细检查吧。"

爸爸满怀信心地说："放心吧，你最近总是犯困，觉得累，还总说自己体温有点偏高，这些都是怀孕的信号啊。"

妈妈点点头："确实是这样，而且乳房变得很敏感，乳头、乳晕颜色都加深了，应该是怀孕没错了，但是保险起见，咱们还是去医院检查确认一下吧。"

爸爸笑眯眯地说："都听老婆的。"

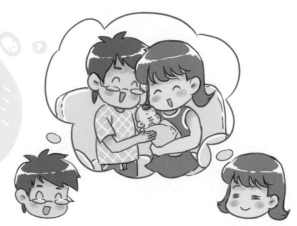

用验孕棒测试晨尿比较准确，如果要更准确地判断我的存在，妈妈可以去医院抽血检查HCG，因为HCG是现在判断怀孕与否最准确的指标呢！

随之而来的身体变化

　　我的到来给妈妈的身体带来了一系列变化，最大的变化就是月经"歇业"，除此之外，妈妈的身体还出现了以下症状：

　　◆容易感到疲倦，睡眠时间也有所增加，这是怀孕后体内激素变化造成的。妈妈千万不要勉强自己，一旦感觉疲累就要多多休息。

　　◆排尿次数增多了，好消息是这种情况是正常的，坏消息是随着我的不断长大，会给妈妈的膀胱施加更大的压力，这种尿频的症状可能会一直持续下去。

　　◆孕妈妈突然对某种气味变得敏感，如油烟味、汽油味等，闻到就恶心想吐。为了不让自己难受，妈妈您就离这些气味远远的吧。

　　◆孕妈妈的体温持续轻度增高，血流速度加快，变得容易出汗。

　　◆乳头更加坚挺、敏感，乳晕扩大，乳房出现发紧、沉重、刺痛、胀痛等症状，这都是正常的。妈妈要更换更为舒适的胸罩，也可以使用热敷、按摩等方式，以缓解不适症状。

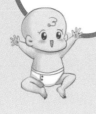

医生写给妈妈的话

　　在孕2月，孕妈妈很容易感到疲倦，有嗜睡、头晕、乏力、发冷、发热等症状，像是感冒。有些没有经验的孕妈妈会以为自己感冒了，于是打针、吃药，无意间就伤害了宝宝。所以，在备孕期一定要提高警惕，用药前要想到自己有可能怀孕，避免错误用药。

妈妈要经受孕吐的"折磨"

　　妈妈的孕吐实在太严重了，吃什么吐什么，甚至一闻到油烟味就恶心得受不了，导致一向自称"吃货"的妈妈现在什么也吃不下去了。

　　我知道孕吐让妈妈很难受，即使在有食欲的时候也不敢吃。为了避免饿肚子，妈妈在孕吐的间隙，还是要多吃一些清淡易消化、自己吃得下去的东西，不要为了追求高营养而强迫自己吃不想吃的食物。当然，在没有食欲的时候也不要强迫自己吃东西。

　　另外，妈妈，您尽管放心，我现在对营养的需求不高，就算您孕吐严重，吃不了多少东西，您身体原来储存的营养也足够满足我的生长需要了，所以尽管放松心情吧，这样还能帮助您减轻早孕反应呢。

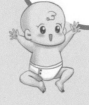

　　我的到来让妈妈很高兴，但同时也出现了恶心、呕吐等"害喜"症状，经常呕吐不止、吃不下食物，在早晨的空腹时段特别明显，严重时甚至喝水也吐。

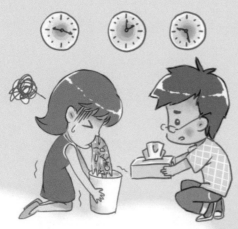

妈妈难受，我既担心又有点自责，因为自己的到来让妈妈受了这么多苦。我也想告诉妈妈，我是很坚强的，妈妈别担心，这些都不会影响到我的。

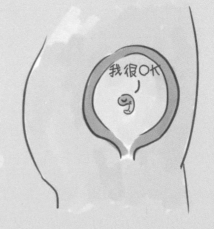

医生写给妈妈的话

一般程度的孕吐是不会影响到正常妊娠的，但是如果孕吐反应过于严重，实在难以忍受，比如孕吐持续一天以上却没有减轻的迹象，或孕吐使身体严重虚脱，无法进食和喝水，或孕吐物中有胆汁和咖啡色物质，就要及时就医，遵照医嘱服用一些安全的止吐药物。孕吐严重也有可能是葡萄胎导致的，那就更需要及时就医，以免耽误病情。

酸酸的食物要这样吃

受到孕吐的影响，妈妈最近爱上了酸酸的食物，可能是因为这些食物能提升食欲、促进消化吧，妈妈吃完了会感觉舒服一些。

好不容易有了想吃的东西，妈妈赶紧列了张清单让爸爸把食物买回来。爸爸拿着单子刚要出门，正好妈妈的好闺蜜美美阿姨过来看望妈妈了。美美阿姨拿过爸爸手中的单子一看，皱起了眉头，忍不住开始数落妈妈："说过多少次了，要少吃酸菜等腌制食品，不仅营养价值低，还含有很高的亚硝酸盐，容易致癌，怎么怀孕了还是不注意呢？"

妈妈和爸爸都不由地觉着脸上微微有些热，悄悄吐了吐舌头。只听美美阿姨又说道："山楂也最好别吃，因为它有很强烈的活血化瘀功效，容易导致流产。"

美美阿姨已经生育过一个宝宝了，很有发言权，妈妈赶紧问道："那其他的都能吃吧？"

美美阿姨又仔细地看了一遍，说道："杨梅、橘子、西红柿、猕猴桃、青苹果、酸枣、樱桃都是既有酸味又能加强营养的天然食物，这些都可以吃。想喝橙汁不要去超市买那种果汁饮料，可以买新鲜的橙子自己榨汁。另外，你可以喝一点酸奶，酸奶含有丰富的钙质、优质蛋白质和多种维生素，既能促进人体对营养的吸收，还有助于排出有毒物质。"

妈妈千万不要吃酸菜等腌制食品，山楂也最好别吃，这些食物会影响我的健康生长呢。

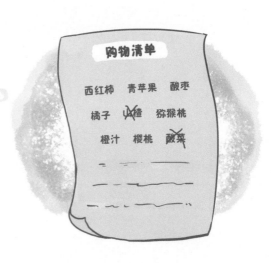

购物清单

西红柿　青苹果　酸枣
橘子　~~山楂~~　猕猴桃
橙汁　樱桃　~~酸菜~~

妈妈适合清淡的饮食

趁着美美阿姨在，爸爸妈妈又赶紧向她请教了一些有关饮食上的注意事项。美美阿姨告诉妈妈："你现在这个阶段由于有孕吐反应，所以不用刻意控制饮食，只要能吃得下去就尽量吃。"

妈妈欣喜地说："我有时特别想吃炸鸡、火锅、泡椒凤爪，这些都可以吃一点吗？"

美美阿姨说："我是说不用刻意控制进食量，你说的这些都是油炸类、高脂肪、辛辣刺激的东西，吃了会增加肠胃负担，而且没什么营养，最好不要吃。"

妈妈惋惜地说："那看来怀孕期间都吃不了了。"我心想，幸好有美美阿姨"把关"，不然"吃货"妈妈大开"吃"戒，我们俩就都要遭殃了。

美美阿姨又接着说："你现在适合清淡的饮食，清淡饮食不仅易于消化，而且能有效缓解孕吐。"

爸爸在一旁问道："那清淡的饮食是不是就是一些清炒的素菜啊？"

美美阿姨接着传授经验："清淡不等于吃素，而是做饭的时候少用糖醋、醋熘、油炸、油煎等方式，以水煮、蒸、炖、凉拌、烫等方式为主，少放油以及盐、糖、酱油等调味料，另外，荤素搭配均衡，不要光吃肉。"

妈妈听了连连点头，表示为了我的健康，一定会管住自己的嘴。

妈妈要少吃煎炸食物，因为我更喜欢清淡饮食。我也爱吃肉肉，所以荤素一定要搭配均衡。

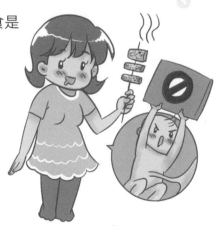

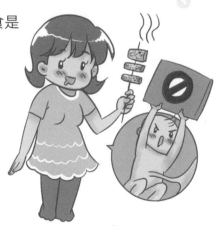

洗澡时的注意事项

怀孕之后，妈妈的汗腺和皮脂分泌比平时旺盛，爱干净的妈妈就经常洗澡。贴心的爸爸生怕妈妈洗澡时出状况，常常在她耳边叮嘱洗澡时的注意事项："你现在可不能像平时那么随便了，洗澡时要特别注意……如果不注意就可能给你和宝宝造成伤害。"我听了那么多遍，现在这些注意事项差不多都能倒背如流了，有以下几项：

◆洗澡要用淋浴：怀孕后妈妈的阴道抵抗力减弱，更容易受到外来病菌的侵袭，引起阴道炎、宫颈炎、尿路感染等症。这样不仅会增加我患先天性疾病和畸形的危险，还有可能导致流产或早产。因此，您洗澡时不能再用坐浴的方式，而要采取淋浴，直至我出生。

◆控制好水温：妈妈洗澡时水温一般应保持在37～38℃间，这样对身体刺激较小，能起到放松身心的作用，也不会使浴室温度过高，避免造成宫内缺氧。

◆洗澡时间不宜太长：妈妈洗澡的时间不宜超过15分钟，长时间站立在封闭闷热的浴室内容易导致妈妈缺氧和腿部乏力，造成滑倒和摔伤，还可能使我出现缺氧，影响神经系统的正常发育。

◆选用合适的沐浴用品：妈妈洗澡时要使用爸爸特意购买的沐浴露，中性、温和、没有浓烈香味，保湿性也好，特别适合孕妈妈使用。

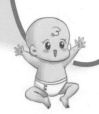

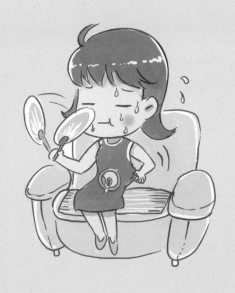

怀孕后妈妈就会比以前爱出汗了，稍稍用力或运动一下就大汗淋漓，有时妈妈还会在睡眠中热醒，发现自己浑身是汗。

洗澡成了妈妈每天最喜欢的事，洗去一身汗味，穿上干净透气的衣服，又变成了香喷喷、美美的孕妈。只不过每次洗澡，爸爸都少不了叮嘱一番，就怕妈妈不小心发生意外。

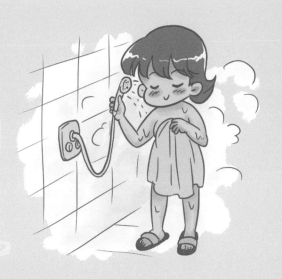

天气正好，我们去公园散步

"今天天气好晴朗，处处好风光……"我听到妈妈的歌声传来。今天是个难得的休息日，外面天气正好，爸爸就陪着妈妈一起到公园散步来了。妈妈感受着明媚的阳光、和煦的春风，心情愉快地边走边唱。

爸爸一边护着妈妈一边跟她说："老婆，出来散散步就是好哈，你看这几天你一直没什么精神，出来走走心情也开朗了，人也精神了。"妈妈听了也说道："不只这样，我觉得出来呼吸了新鲜空气，身体里的血液循环都顺畅了，全身都有了活力。"爸爸又说："是啊，医生也说了，在户外散散步能锻炼身体，增强体质，晒太阳还能帮助身体合成更多的维生素D以满足宝宝的需求，咱们每天都应该出来散散步。"爸爸说得很对，我默默地点了个"赞"。

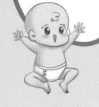

最近天气很好，阳光明媚，春风拂面，鸟语花香，自从知道怀孕后总是小心翼翼在家休息的妈妈也忍不住走出家门，到公园里来走一走。

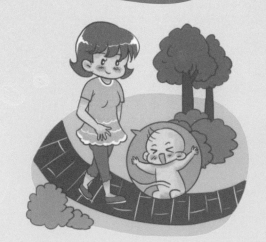

每次出门我和妈妈都专注于呼吸新鲜的空气，欣赏大自然的美景，但紧张的爸爸一直处于临战状态，生怕妈妈不小心摔倒了，恨不得全程搀扶，不敢有丝毫怠慢。

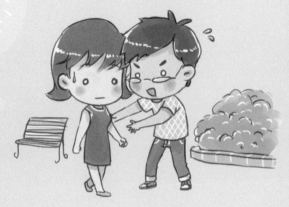

医生写给妈妈的话

虽然散步是一项简单的运动，但由于孕妇身体的特殊性，下列事项还是要注意：

◆在空气清新、氧气充足、无污染的环境中散步。

◆散步前先慢走几分钟，当作热身。

◆散步时不要走得太急，要放慢步伐，不要让身体受到太大的震动。

◆如果散步过程中出现不适，应立即停止，以免发生意外。

空调、电扇要合理使用

今天天气炎热，妈妈下班一回到家就迫不及待地打开了空调，调到23℃，开始美滋滋地乘凉。我很担心妈妈感冒，却又没什么办法。

幸好很快爸爸就回来了，爸爸看到妈妈在对着空调吹冷风，马上把温度调高了，并且很生气地告诫妈妈："你又贪凉吹冷风！空调温度不能调太低，要不然很容易因为忽冷忽热的温差变化而感冒，你得把温度调到26℃，还要注意开窗换气。"

妈妈辩解道："我也刚回来，出了一身汗，热死了，就吹了一小会儿。"爸爸严肃地说道："身上出汗多的时候更不能马上吹空调，这时候毛孔疏松、汗腺大张，最容易伤风感冒了，要等汗消了之后再吹。"

妈妈妥协了，说道："好吧好吧，我觉得凉快多了，不吹空调了，吹会儿电扇吧。"爸爸拿出了电扇放在离妈妈较远的地方帮妈妈降温，并且贴心地将电扇调成旋转模式，妈妈再也不会发生长时间对着头吹而出现头痛、头晕、疲倦无力的情况了，我也不怕了。

过了一会儿，妈妈想到空调已经使用了一段时间了，可能已经积聚了不少灰尘和污垢，就对爸爸说："明天把空调清洗一下吧，免得时间长了产生细菌和病毒。"爸爸同意道："老婆说得对，我明天就把它清洗一下。"

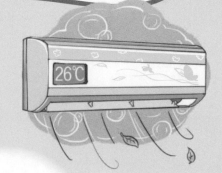

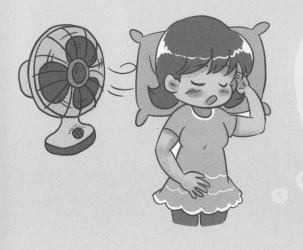

天气炎热，晚上妈妈开着电扇睡觉，电扇一整晚都对着头吹，而且妈妈还不盖被子，我很想告诉妈妈，这样容易感冒着凉，可是，呼呼大睡的妈妈此刻根本感觉不到我的存在。

果然第二天早上，妈妈整个人都不好了，觉得头晕、浑身无力，妈妈一边隔着肚皮抚摸我，一边自言自语："以后不能这么吹电扇了，幸好没感冒，不然宝宝也要跟着受罪了。"

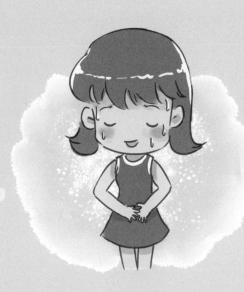

什么时候才能和爸爸妈妈见面呢

"老婆，我们已经有了爱情的结晶，我真是太高兴了，不过我想知道什么时候才能跟宝宝见面。"

"老公，我也想知道。"

"上次看的一本孕产书上有写，预产期是可以自己算的，而且我的月经一直挺准的，所以应该可以算得八九不离十。"

原来，爸爸妈妈这么想见到我呀，其实我也很想知道自己什么时候才会跟爸爸妈妈见面。

"老婆，我去找书，是这本吗？"

"嗯。"

"我看看。预产期还可以算月份和日期，我们先看月份。老婆，你上次来月经好像是 5 月 15 日，那预产期的月份应该是 5 - 3，也就是明年 2 月份；日期是 15+7，那就是 22 日。也就是说，咱们的宝宝可能会在明年 2 月 22 日出生。"爸爸既兴奋又期待地说道。

原来我的预产期是 2 月 22 日。真期待。不过在跟爸爸妈妈见面之前，还有很长一段时间，我要努力生长，妈妈也要多加注意，凡事都要小心，这样我才能顺顺利利地出生哦。

每位妈妈的月经周期长短不一，所以推测的预产期与实际分娩日有1~2周的出入也是正常的。爸爸妈妈，你们就耐心地等等，时机到了我就会和你们见面的。

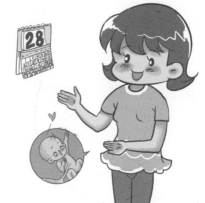

科学推算预产期

由于每一位孕妇都难以准确地判断受孕的时间，所以，医学上规定，从末次月经的第一天起计算怀孕日期。整个孕期共280天，孕期为40周，每4周计为1个妊娠月，共10个月。整个预产期也应在此基础上进行推算。

预产期月份=末次月经月份−3（相当于次年的月份）或+9（相当于本年的月份）。也就是说，如果末次月经月份在3月份以后，那么减去3，得到次年的月份；如果末次月经在3月份及以前，那么加上9，得到当年的月份。例如：末次月经是2018年4月，预产期就是2019年1月；末次月经是2018年1月，预产期就是2018年10月。

预产期日期=末次月经日期+7。如果所得数字大于30，那么减去30之后得到的日期才是预产期的日期，月份需要相应延后1个月。例如：末次月经是2018年4月15日，预产期就应该是2019年1月22日；末次月经是2018年1月26日，预产期就是2018年11月3日。

如果孕妇记不清末次月经的日期或者是哺乳期月经尚未来潮而受孕者，这个时候可以根据早孕反应开始的时间，胎动开始的时间，子宫体的高度和超声波检查中胎囊的大小，头臀长度，胎头的双顶径以及股骨的长度推算预产期。

不过，预产期不是精确的分娩日期，只是个大概的时间。据统计，只有53%左右的女性会在预产期那一天分娩，所以不要把预产期这一天看得太重要。宝宝在孕38~42周之间出生都是正常的，80%~90%的孕妈妈都在这个时间段内分娩。

爸爸要带妈妈去医院建档

"老公，今天孕妈群里有人提醒我该建档了，她说近几年都是生育高峰，很多大医院的床位都比较紧张，要提前'占位'。"妈妈一回来就和爸爸讨论起建档的事。

"建什么档？"爸爸一脸茫然，妈妈也只是一知半解："就是要在哪家医院生，得先去建立个人病历，到时候产检、生产都在那儿，这样医生比较了解孕妇和胎儿的情况。"爸爸还是有点糊涂，于是说道："我还是上网查一下吧。"妈妈也说："我也问问美美。"

建档是什么？

爸爸妈妈经过一番努力，总算搞清楚建档是怎么回事了。

原来建档也叫建大卡，就是孕妈妈在孕6周后带着在社区医院办理好的母子健康档案以及其他相关证件，到自己准备进行产检和分娩的医院建立档案，做完各项基本检查后，医生看完检查结果，各项指标都符合条件，允许你在这个医院进行产检、分娩的过程。

孕妈妈建档后，最好固定在同一家医院进行产检，不要中途转院，以确保孕期信息的全面性和连续性。这样医院不仅可以全面地了解孕妇的身体状况和宝宝的发育情况，而且还能更好地应对怀孕期间可能发生的状况，同时临产前医生也需要根据档案中的记录和孕妇的身体状况来决定选择顺产还是剖宫产，如遇特殊情况也可以在短时间内做出准确的判断。

孕妇建档一般需要带身份证，有医疗保险的需要带上医保卡，有些医院还要求带准生证。当然，不同的地区、不同的医院可能会有不同的要求，建议准父母最好提前打电话咨询清楚，避免因漏带证件导致来回奔波。

建档的流程

爸爸对妈妈说道："建档前要先确定好医院，每个医院的流程可能不同，不过基本步骤都是一样的，我都记在纸上了。"

妈妈拿起爸爸记录的内容看了看，说道："和美美说得差不多，而且她说到时候去医院挂号时要说自己挂产科，并且要建档，护士就会引导你一步步做下去。"下面就是爸爸记下的建档流程：

◆Step 1：

就医时先让医生查看病历并开产检单。

◆Step 2：

拿着产检单、就医凭证原件和复印件在医院单独的窗口办理手续。

◆Step 3：

拿着办好的手续回护士处办理建档。

◆Step 4：

出示相关证件，填写相关表格，这样护士才会了解病史，进行建档。

◆Step 5：

拿着建好的档案再回到医生处，检查血压、体重、听胎心等，医生会开具检验的单据。

◆Step 6：

拿着就医凭证去缴费（适时使用医保卡）。

◆Step 7：

拿着缴费单据去抽血、验尿、验白带，等待孕检结果。

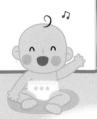

妈妈用意念和我沟通吧

今天，爸爸妈妈一起去上"妈咪课堂"，这堂课正好讲的是孕早期的胎教。只听老师说道："从怀孕的第5周开始，宝宝便具备了较复杂的生理反射功能，10周时已形成感觉、触觉等功能，可见孕早期对胎儿进行胎教是有一定道理的，准父母可以利用宝宝的这些能力向他传递有益的信息。"

爸爸妈妈欣喜地对视一眼，我知道他们都惊讶于同一件事：原来这么早就能进行胎教啦。老师接着说道："孕妈妈是可以用意念和宝宝沟通的，也可以对宝宝进行意念胎教，通过想象美好的事物，让自己处于一种美好的意境中，再把这种美好的情绪和体验通过意念传递给宝宝，让宝宝能够更好地成长。"

听了老师的话，妈妈在心里暗暗想着："宝宝，从今天开始，我们就来试试用意念沟通吧。"我十分赞同，本宝宝虽然现在连"胎儿"都算不上，但我可是和妈妈心心相印呢，不管妈妈是高兴还是烦恼，是紧张还是放松，我都"门儿清"。妈妈，你感觉到我的"回答"了吗？

妈妈在怀孕期间如果经常想象我的样子，这个形象将与即将出生的我有几分相似呢。所以，妈妈赶紧在房间里贴一些可爱宝宝的画像或照片吧，我可想成为人见人爱的可爱宝贝呢！

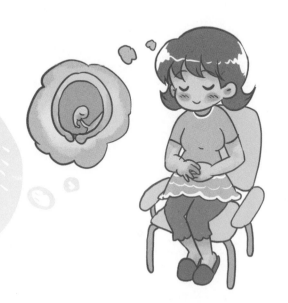

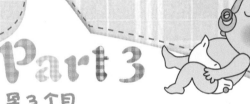

Part 3

孕3个月
妈妈要多加小心

就像妈妈在努力适应肚子里有个小生命一样，我也在努力适应"水房子"。现在还很娇弱的我，稍不注意就会离开妈妈，所以妈妈一定要多加小心，尤其是要远离危险。如果出现身体不适，要及时找医生帮忙。

华丽变身为"胎宝宝"

　　截至上个月，本宝宝虽然已初具"人形"，但依然只是个小小的胚胎。从本月开始，本宝宝要变身为一个初具外形的小婴孩，从此告别胚胎期，以后请叫我"胎宝宝"。

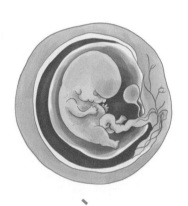

 第9周

→ 我的小尾巴消失，身形也变得更像人了。

→ 四肢生长得非常迅速，我的手指和脚趾基本发育完毕。

→ 我的眼皮几乎覆盖了双眼，可惜的是现在还不能用眼睛来看世界。

→ 我的鼻子已成形，面部器官已经很明显啦。

 第10周

→ 本宝宝身体的所有部分都已"初具规模"。

→ 大脑发育非常迅速。

→ 我的手指和脚趾已清晰可见，而且大部分关节也形成了。

→ 我开始形成生殖器官了，但现在还不能分辨我的性别。

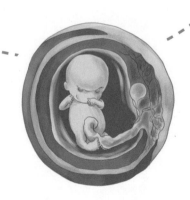

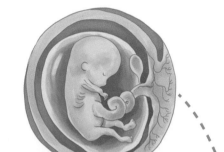

第 11 周

→ 到这个周末我已经长到约7厘米长，我的头还是占据着身长的大部分。

→ 我的主要器官形成，并已经开始发挥作用。

→ 骨头开始形成，脊柱上面已经发育出了肋骨，颈部也逐渐变得有力。

→ 我的四肢已经能在羊水中自由地活动了。

第 12 周

→ 手脚上的蹼状物消失了，我的手指和脚趾已经完全分开。

→ 部分骨骼开始变得坚硬。

→ 生殖器官开始呈现出性别特征。

→ 我能做许多动作了，移动头、胳膊、手指和脚趾，微笑或皱眉都难不倒我。

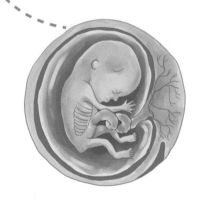

爸爸、妈妈和小小的我

确认有了我之后，爸爸妈妈只把这个好消息告诉了爷爷、奶奶、外公、外婆和美美阿姨。妈妈到现在已经怀孕两个多月了，他们决定把这个消息公开，和更多的亲朋好友分享喜悦。

来自大家的祝福和嘱咐

亲朋好友都为我的到来感到高兴，纷纷送上了祝福，不管是生过宝宝的，还是婚都没结的，都给出了五花八门的嘱咐："不能……""一定要……"。有的阿姨还把自己之前怀孕生宝宝的一些用品拿过来送给了妈妈，爸爸妈妈很感谢大家的关心。

怎么通知老板呢？

妈妈的老板要是知道了这个消息恐怕不会这么愉快，因为这对他而言是一件麻烦事。这不，妈妈就在为怎么通知老板犯了难，我也替妈妈着急。这时爸爸出了个主意："你最近做的那个项目快结束了，你就在完成后趁着他心情不错当面告诉他，等于跟他说明了虽然你怀孕了但是并没有影响你的实际工作能力，然后跟他说说你现在及以后一段时间的身体状况，把一些可能出现的困难讲清楚，态度诚恳一点，表明你工作会尽职尽责，别急着跟他讨论生育期间的待遇和生产之后的工作计划。"妈妈就按爸爸的建议在项目完成后和老板私下汇报了这件事，老板也表示了理解和支持。顺利地通知了老板，妈妈终于松了一口气。

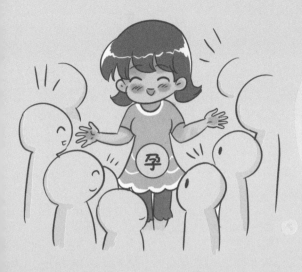

怀孕这件事对亲朋好友来说是件值得庆祝的事，大家都为我的到来而高兴，当然也免不了对爸爸妈妈一番叮嘱。虽然有些叮嘱让人哭笑不得，但爸爸妈妈听了还是觉得很暖心。

虽然心情忐忑，妈妈还是硬着头皮通知了老板，好让他有时间解决工作分配和调整问题。老板是个十分通情达理的叔叔，他向妈妈表达了祝福，同时提醒她在尽心工作的同时也要注意身体。

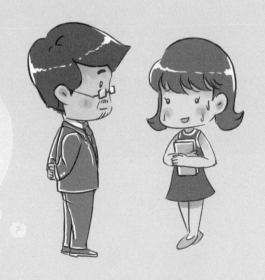

补脑食物让我更聪明

"老公，今天美美告诉我要多吃点补脑食物。"晚饭后，妈妈在和爸爸聊天。"美美是担心你'一孕傻三年'吗？"爸爸坏笑着说。妈妈捶了爸爸一下，解释道："因为这个月宝宝的脑发育非常迅速，吃对了食物宝宝才能更聪明啊。"

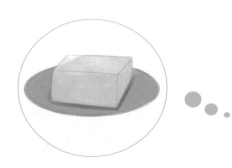

要多吃瘦肉、蛋类、豆类及豆制品、低脂牛奶等富含优质蛋白的食物，因为优质蛋白是大脑发育必不可少的营养素，这些食物还能提供磷脂、钙、锌等营养素。

每天可以吃25～30克含不饱和脂肪酸的坚果，如榛子、松子、核桃、开心果、腰果、花生等。坚果除了可以直接吃，还可以在煮粥、做豆浆时放进去，这样就可以变着花样吃啦。

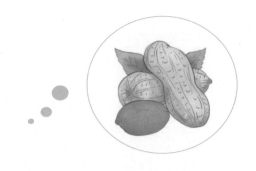

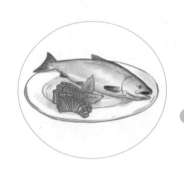

每周还应该吃1～2次鱼，鱼肉富含ω-3脂肪酸，ω-3脂肪酸主要由α-亚麻酸、EPA（二十碳五烯酸）和DHA（二十二碳六烯酸）构成，对促进大脑发育很有帮助。不过不能生吃鱼肉，因为会有寄生虫或病菌感染。

日常饮食要粗细粮合理搭配

"老婆，除了要多吃补脑食物外，美美还说了日常饮食上有其他要注意的地方吗？你都说给我听听，我好记下来。"爸爸对妈妈和我的健康十分关心。

妈妈告诉爸爸："美美还提醒我主食不能只吃精米、精面，因为人体需要的某些营养素需要从粗粮中摄取。"

爸爸说道："没错，正好我今天也在书上看到了，饮食要粗细粮搭配，这样才对健康有利，听我给你分析啊。"

爸爸接着说道："一方面，粗粮中膳食纤维含量丰富，可促进肠道蠕动，预防便秘，还能防止体重增长过快；另一方面，粗粮中含有维生素B_1、维生素B_6、维生素E等人体必需的营养素，只吃精米、精面容易造成这些营养素的缺乏，从而导致贫血、代谢障碍等疾病。"

妈妈点点头说道："所以我们的主食中要适当多一点粗粮，像玉米、荞麦、燕麦、绿豆、红薯等，这样宝宝才能长得健康。从明天开始，咱们的主食就以粗粮为主吧。"

我在妈妈的肚子里听到这句话十分着急，我想告诉爸爸妈妈：粗粮虽好，但也不能吃得过多。

幸好爸爸替我说出了想说的话："粗粮不宜一次吃太多，这样可能会影响消化和吸收，一般占到每天主食总量的1/3～1/2就可以了。"

妈妈看着爸爸笑，温柔地说："老公，想不到你懂得蛮多的嘛。"

爸爸骄傲地说："你和宝宝的事，我能不重视嘛！"我和妈妈都满意地笑了。

妈妈的日常饮食要粗细粮合理搭配。粗粮占到每天主食总量的1/3～1/2就可以了，不然我消化不了呢！

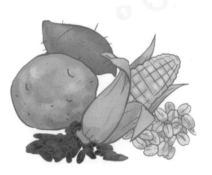

妈妈要加强体重管理

怀孕这两个多月，妈妈体重一直都没有增长太多，妈妈有点担心，怕我营养不够从而影响了发育。今天妈妈就在孕妈群里说起了自己的担忧。

孕期要管理好体重

妈妈："怀孕后我体重没怎么增加是不是不正常啊，会不会对宝宝不好？"

孕妈A："怀孕了不是体重增加得越多越好，增长太快、人太胖了会有很多风险，当然增加过慢、过少也不好，但这事儿也是因人而异，不能一概而论。"

孕妈B："没错，我之前也听专家说了，孕期要管理好体重，可以根据孕前体重指数（以下简称为BMI）来查看相应的孕期增长目标和体重管理计划，我发给你一张之前专家给我的表格，你可以对照看看。"

下面就是孕妈群里的阿姨给妈妈的BMI与体重关系表。

孕前BMI指数	小于18.5（偏瘦）	18.5~22.9（标准）	大于23（偏胖）
孕期体重增加目标	12~15千克	10~14千克	7~10千克
体重管理计划	注意饮食平衡，预防营养不良	正常饮食，适度运动即可	定期产检，严格控制体重，切忌暴饮暴食
	孕12周前体重增加1.0~1.5千克，孕13周起每周体重增加0.25~0.35千克，孕28周后每周体重增加约0.5千克		

妈妈在网上搜了一下，搞清楚了BMI=体重（千克）÷身高（米）的平方。"那我孕前BMI指数是20.5，现在怀孕9周多体重长了将近1千克，按照这个表上的体重管理计划来看目前还是正常的。"妈妈总算放心了。

要随时监控体重

妈妈在孕妈群里分享了自己体重正常的消息，一位阿姨提醒妈妈："正常就好，但要随时观察自己的体重变化，你可以在家里准备一个体重秤，每天测量一下自己的体重，记录下来，这样如果体重增长得过快，就能及时发现并调整。"这位阿姨就是之前产检发现体重增长过快，在医生的建议下买了体重秤在家随时监控体重。妈妈把这个建议记了下来。

适当运动才不会变成胖妈妈

这时候孕妈群里还在热烈讨论。

孕妈C："想要管理好体重，不仅要吃得清淡、有营养、易消化，关键还得注意适当运动。"

妈妈："现在宝宝还不稳定，我怕运动有危险。"

孕妈D："你可以做温和一点的运动，每天可以散散步，做些日常的家务，像擦桌子、扫地、做饭等都可以当运动来做。"

孕妈E："你也可以在咨询医生后再选择运动方式嘛，总之适当的运动是必要的，这样才不会变胖，保持魅力，对宝宝也好。"

这些阿姨的建议都很中肯，妈妈您可不要偷懒不运动哦。

远离辐射

每当妈妈接电话的时候，我就觉得特别难受，我想用脚踢踢妈妈的肚皮提醒她，可惜现在我还没有发育完全，我的动作妈妈根本感觉不到，好在今天妈妈在看一本孕产妇保健的图书时意识到了这个问题。

书上说："生活中有不少电器会产生电磁辐射，比如我们常用的手机、电脑、电视、空调、微波炉，工作中常用的打印机、复印机，在工作时都会产生辐射，对孕妇和胎儿的健康不利，严重的还会造成胎儿畸形。孕妇应尽量远离能产生电磁辐射的电器，除了必要的通话外，应尽量避免使用手机上网、玩游戏、看视频等，通话时尽可能让手机远离自己，以减少辐射带来的影响。"

看完书上的内容，妈妈自言自语道："原来小小的手机也可能给宝宝带来危险，我以后不能总是手机不离手，也不能整天对着电脑了。"妈妈这样想，我终于放心了。

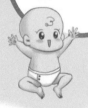

医生写给妈妈的话

对于孕妇来说，孕期远离辐射源是非常重要的，但是也不要过分紧张，辐射只有超过一定的强度才会对人体产生影响。除了辐射之外，孕妇还应该尽量避免接触含铅物质，如皮蛋、油漆、电池、含铅汽油、染发剂、某些化妆品和彩色蜡笔、铅笔。

小心有害的花草

今天，美美阿姨陪妈妈一起逛街，路过一家花店，妈妈被一盆盛开的茉莉花吸引住了，想要买下来摆在客厅里，这样就能天天闻到自然的茉莉花香了。但是我不喜欢那么浓郁的香味啊，我在妈妈的肚子里默默抗议着。

美美阿姨似乎听到了我的心声，她打断了妈妈的美好设想："像茉莉花、水仙、木兰、丁香、月季等，这些香气浓郁的花不适合摆在室内，这些花容易引起嗅觉不灵敏、食欲不振，甚至出现头痛、恶心、呕吐等不适，对孕妇不利。"

妈妈觉得很可惜，她觉得不买香气浓郁的花应该就没事了，她转而挑中了一盆郁金香。这时美美阿姨又说话了："郁金香本身有微毒，长期接触容易使人出现昏昏欲睡、智力下降等症状，其他如含羞草、夹竹桃、黄杜鹃等花都是有微毒的。"

妈妈问道："只要不选这些花就可以了吧？"

美美阿姨接着说道："并不是。有的花草容易引起过敏，如万年青、五彩球、天竺葵等，如果与人的皮肤直接接触，就可能引起瘙痒、皮肤黏膜水肿等过敏症状，所以最好也不要在家中摆放。"

妈妈觉得很沮丧："怎么好看的花草都不能在家中摆啊？"

美美阿姨说："像吊兰、龟背竹、芦荟、富贵竹等既好看，又能净化空气，适合你养在家里面。"

最后妈妈挑了一盆吊兰高兴地回家了。

虽然花草能美化环境，给妈妈带来好心情，但是需要谨慎选择。可以选择吊兰、芦荟、富贵竹等，千万不要将有害花草放在室内。

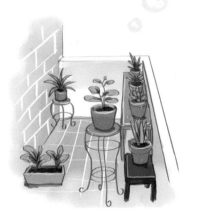

妈妈要谨慎对待特殊情况

之前有一次，妈妈出现了阴道出血的情况，虽然只是虚惊一场，但是医生说了，阴道出血的原因有很多，有可能是胎盘有一部分剥离，当剥离面积达到一半时，我就保不住了。另外，宫外孕和葡萄胎也可能会导致阴道出血。总之出血时存在很多潜在的风险，医生提醒妈妈一定要谨慎对待这件事情，当妈妈发现自身有阴道出血的情况时，应赶紧就医，查找原因，以免产生不良后果。

妈妈也向医生咨询了偶尔腹痛会不会有什么危险。听了妈妈的描述，医生说道："孕早期出现的腹痛有很多种情况，需要具体问题具体分析，不可一概而论。像你这种情况，腹痛只是偶尔发生、轻微、持续时间短并且没有其他症状伴随，这说明是生理现象，不必过于紧张。"

妈妈又问道："那哪种腹痛可能有危险呢？"

医生回答道："如果腹痛明显，有规律地或持续性地出现，甚至还伴有发热、阴道出血、宫缩、恶心、呕吐等症状，就要提高警惕，这有可能是先兆流产、宫外孕、恶性葡萄胎、早产和胎盘早剥等引起的，必须及时就医。"

妈妈对我的事一向格外重视，医生所说的话她都认真用本子记了下来，我要健康地长大，尽量不给妈妈带来麻烦。

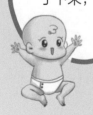

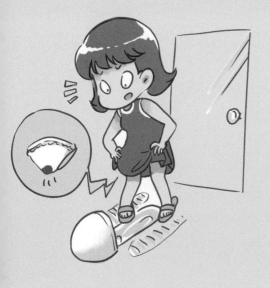

有一天妈妈发现内裤上有血渍，马上去医院检查，发现只是因激素变化而引起的短暂性出血，没什么问题。不过医生也说了发生阴道出血的情况，还是必须马上去医院。

真希望能帮帮妈妈

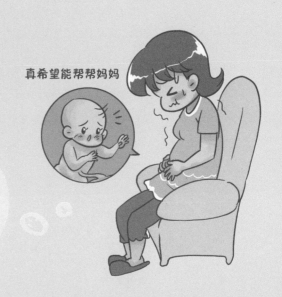

妈妈偶尔会有腹痛的情况，这都是因为我在生长。虽然只是偶尔发生，疼痛比较轻微，持续时间也短，但我也不希望看到妈妈不舒服。

妈妈的乳房，我的"粮仓"

以前对自己的身材不那么自信的妈妈最近迷上了照镜子，原来啊，因为雌激素与孕激素的增加，促使乳腺组织与脂肪细胞生长，妈妈发现自己的乳房明显增大了，身材变得更丰满了。

爸爸看着妈妈的变化也暗自欣喜，嘴上却在"泼冷水"："老婆啊，你别光顾着美，胸部变大你原来的胸罩就不能穿了，你知道怎么选购孕期的胸罩吗？"我心想爸爸你就不用操心了，妈妈早就向妇产科的护士阿姨咨询清楚了，护士阿姨交代的话我都记得清清楚楚呢。

首先，要确定好罩杯的大小，妈妈要先用卷尺量好下胸围，量的时候卷尺贴近皮肤，不要太紧或太松，然后用卷尺量胸部最高点处、绕身体一圈的大小。罩杯的大小要能完全贴合胸部，不会有多余的脂肪漏出来，当然也不能太紧，要不然会限制乳腺组织的发育。

其次，胸罩的肩带设计要合理，买的时候妈妈可以试穿一下，肩带应该在肩胛骨和锁骨之间，这样佩戴的时候才不会有束缚感，也能起到好的承托作用。

最后，胸罩的材料透气性要好，一般选择纯棉质地，面料还应该柔软、吸水性强。当然了，颜色也要好好挑选，白色、粉色、天蓝色都能带来好心情。

这就是孕期购买胸罩的挑选方法，你问我为什么记得这么清楚？毕竟这是我出生后"吃饭的家伙"啊，本宝宝当然要关心了。

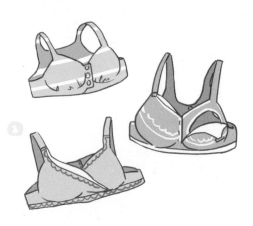

随着我一天天地长大，妈妈的乳房也在增大。要选择大小合适、穿着舒适、全棉的胸罩，保护好我的"粮仓"。

不能满足爸爸的"特殊"要求

晚上，妈妈洗完澡正躺在床上和我说悄悄话，爸爸马上就凑过来了，我和妈妈一眼就看穿了爸爸的意图。妈妈听医生交代过，孕早期不要进行性生活，因为这时候胎盘还没有发育好，我不能受到刺激。所以爸爸的"特殊"要求妈妈是没办法满足的。

在我的安全问题上，妈妈是很坚定地和我站在同一"战线"上的，她指了指肚子，又无辜地冲着爸爸眨了眨眼，爸爸就无可奈何地放弃了，打算上床睡觉。妈妈调皮地摸了摸爸爸的头，又亲了亲他的脸，哄着他说："大宝宝，睡觉觉……"爸爸哭笑不得。

医生写给妈妈的话

怀孕早期，胎盘在母体内尚未发育完善，胎儿与胎盘的连接还不是十分强韧。如果此时发生性行为，容易伤害到胎盘，导致流产。此外，当女性性高潮时，会有强烈的子宫收缩，这样会增加流产的概率。而且，孕早期的孕妈妈正处于激素变化的时期，身体免疫力有所下降，如果此时发生性行为，会增加阴道感染率，从而影响孕妈妈和胎宝宝的健康。

所以在怀孕早期，应暂别性生活。

刷牙、漱口保证牙齿健康

　　孕期妈妈很容易出现牙龈肿胀、出血等牙科疾病，贴心的爸爸早就将关于妈妈口腔健康的大小事宜记在了小本子上，并督促妈妈认真落实。

保证口腔清洁

　　爸爸记录的妈妈每天要做的口腔清洁有以下几点：

◆每天早晚刷牙，每次刷2～3分钟，三餐后认真漱口。

◆刷牙后清洁一下舌苔，彻底清除残留在舌头上的食物，有助于消除口中异味。

◆多喝温开水，时常漱口，保持口腔的清洁与卫生。

◆避免食用辛辣、生冷等刺激性强的食物，以免过度刺激牙龈。

◆在餐后咀嚼1粒无蔗糖口香糖，每次咀嚼5分钟，有助于保持牙齿和牙龈健康。

选好洁牙工具

　　爸爸事先咨询了妇产科的护士阿姨，得知妈妈怀孕后体内的激素变化可能会使牙龈出现轻微的肿胀，使用软毛牙刷可避免牙龈出血。所以爸爸特意为妈妈购买了有细小刷头的软毛牙刷，还准备了牙线、漱口水，这样就不怕牙齿里的污垢清除不干净了。

坚持正确的刷牙方法

　　护士阿姨还教了爸爸正确的刷牙方法，爸爸认真地记了下来：

刷上前牙外侧时，刷毛与牙面保持45°，用适中的力度由上往下刷；刷下前牙外侧时同样保持45°，由下往上刷。

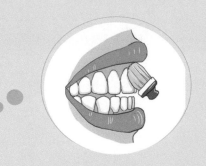

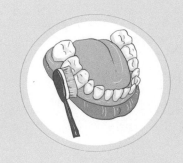

刷后牙外侧时，将牙刷斜放在牙龈边缘的位置，以2~3颗牙为一组，用适中的力度上下来回刷；刷后牙的内侧面重复以上动作。

刷上前牙腭面和下前牙舌面时，可将刷头竖立，上牙由上向下刷，下牙由下向上刷。

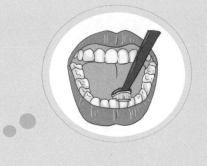

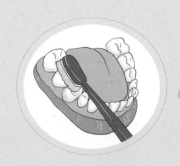

刷上下牙咬合面时，将牙刷置于牙齿咬合面上，用适中的力度以水平方向来回刷。

怀孕了也能美美的

"亲们,我最近照镜子发现脸上干燥脱皮了,好郁闷啊,你们都是怎样护理皮肤的?"一大早孕妈群里就有阿姨在"求救"。说到皮肤护理的问题,妈妈可是很有心得呢。这不,她就把自己总结的护肤心得都发到了群里和阿姨们分享。

每天要认真洗脸

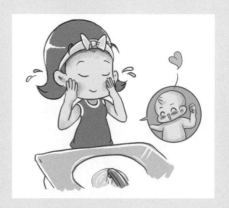

洗脸是清洁皮肤的第一步,也是重中之重,绝对不能偷懒不洗。每天早晚应各洗1次,使用温水和性质温和的洗面奶,洗完后涂抹必要的护肤品,夏天出汗多可以适当增加洗脸次数,还要注意随时补充肌肤随汗液蒸发而流失的水分。

保证充足的睡眠

美人都是睡出来的。睡眠好了,肌肤才能得到充分的休息,而且整个人神采奕奕,看上去容光焕发。这里要表扬一下妈妈,以前妈妈经常熬夜,但是现在都乖乖地早睡早起,我也得到了充足的休息,每天都活力满满。

外出注意防晒

外出时尽量穿长袖上衣,戴遮阳帽,必要时涂抹防晒霜,并尽量不要在紫外线最强的11:00~15:00进行户外活动。所以妈妈每天都选在傍晚散步。

保持好的饮食习惯

好的饮食习惯也是必不可少的，要多吃富含维生素C的新鲜蔬果，尽量不吃辛辣、油腻、有刺激性的食物。如果皮肤特别干燥，也可以通过摄取含有较多不饱和脂肪酸的食物来改善肤质。

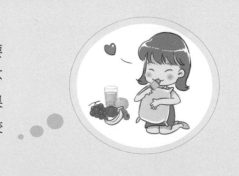

告别化妆品

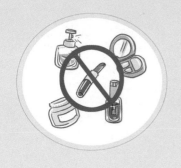

尽量不化妆、不染发，特别是美白产品、口红、香水最好不要用。确实，自从怀孕以来，为了我的健康，原本特别爱美、不化妆不出门的妈妈就"忍痛"把那些化妆品都收了起来。不过在我和爸爸的眼里，妈妈素颜也是最美的。

每天适当按摩

按摩可以加快皮肤新陈代谢，使皮肤细嫩白皙，还能减少妊娠纹等皮肤问题的出现。每天洁面后在脸上涂上按摩膏，然后用中指和无名指从脸的中部向外侧螺旋式按摩约50次，最后用热毛巾擦干净即可。

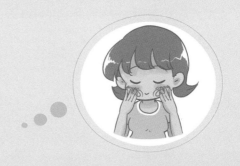

记得去医院接受检查

这几天，爸爸妈妈挑好了一家合适的医院，准备去进行第一次正式产检，检查结果符合条件的话就可以建档了。

第一次正式产检检查什么？

爸爸事先已经打电话向医院咨询过了，得知第一次正式产检包括：测量妈妈的身高、体重、血压、宫高、腹围，进行血液检查、验尿常规、做心电图等，如果怀孕超过12周，还要听本宝宝的胎心。其中，血液检查又包括肝肾功能检查、空腹血糖检查、甲状腺功能检查、乙肝丙肝筛查、TORCH全套检查（因为家里之前养过宠物）、测ABO血型和Rh血型等。尿常规主要是看酮体和尿蛋白是否正常，以及是否存在潜血。

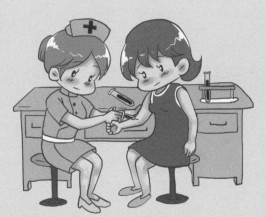

去产检需要准备些什么？

细心的爸爸把产检需要准备的东西也都问清楚了。首先，要带上母子健康档案以及其他相关的证件，还可以带上笔和记事本，方便把医生的嘱咐记下来；其次，需要准备点吃的，这样在做完需要空腹的检查后，可以吃点东西补充能量；另外，产检的时候最好穿舒服宽松的衣物，方便穿脱。

NT 筛查是什么？

这两天爸爸陪妈妈到医院进行了产检，并顺利建档。医生叮嘱妈妈在第11～14周之间，到医院做NT早期排畸检查。

爸爸问道："医生，NT是什么意思？这个检查是要查什么呢？"

医生说道："这个检查是用来评估唐氏综合征的风险，NT值是颈项透明带宽度，一般如果检查出来NT值小于3毫米，就无须担心；如果大于3毫米，胎儿就有'唐氏儿'的可能了，后期要做进一步检查以排除畸形。"

妈妈问道："那我们能今天做了吗？正好也在医院里。"

医生说道："你现在孕周为10+3周，还不是做NT检查的最好时机。现在胎儿太小，NT还没有完全形成，超声波检查可能显示不出来。当然你也不要超过14周再做，那个时候NT被胎儿的淋巴系统吸收，同样会影响检查结果的准确性。"

原来是这样，爸爸妈妈听了医生的话，准备过两周再来做，到时候我一定会好好配合，让妈妈顺利完成这项检查。

医生写给妈妈的话

NT值不是越小越好，只要在参考范围内，不要超过或过于接近临界值，都是正常的。做NT早期排畸检查并不需要特别的准备，不用空腹也不用憋尿。

"优胜劣汰"会导致自然流产

我知道从确认怀孕第一天起，妈妈就担心流产，这 2 个多月来妈妈都过得小心翼翼。为了帮妈妈减轻压力，今天爸爸陪妈妈一起去上"妈咪课堂"，听一听关于流产的知识。

自然流产是"优胜劣汰"的结果

在课堂上，老师说道："对于怀孕早期的女性来说，最应该注意的就是流产。流产当然是一件令人十分遗憾的事，但从遗传学的观点看，流产也并非坏事。因为流产的胎儿中，胚胎发育不良、染色体异常的概率相当高。他们很难成活，即使能够发育成熟，也将是畸形儿或有其他疾病的病宝宝。此时的流产，固然会给孕妇及其家人带来伤痛，但从某种意义上来说，是'优胜劣汰'的结果，是符合生命的自然规律的。"

流产，从某种意义上来说是生命"优胜劣汰"的自然规律。如果出现流产征兆，要尽快去医院就诊。

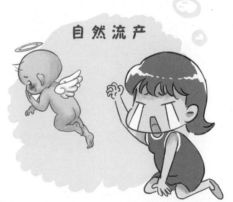

自然流产

妈妈不可盲目保胎

老师接着说到了保胎的问题："如果是胚胎发育不良、受精卵染色体异常、孕妇自身疾病等原因造成的，一般不宜进行保胎，因为这种胚胎大多数情况下会通过自然流产而淘汰。如果出现了流产的征兆，要尽快与医院联系，保与不保遵从医生的意见。"

听了老师的讲解，妈妈感觉轻松了很多。我也在心里告诉妈妈：您就放心吧，我现在健健康康的，肯定不会被"淘汰"的。

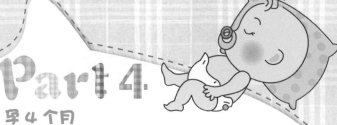

Part 4

孕4个月
妈妈能感受到我的存在了

妈妈慢慢隆起的肚子，在向所有人宣告自己已经是一名孕妇了。而逐渐变得强壮的我，也能通过运动让妈妈感受到我的存在，而且我知道，妈妈一定会因为这种感觉而兴奋不已。总之，一切都在向着更稳定的情况发展。

我已经是稳定的胎宝宝了

我已经能感觉到妈妈不再像之前那么难受了。在爸爸妈妈的精心照顾下，我也已经在"水房子"里安稳地生活了4个月，已经是稳定的胎宝宝了。

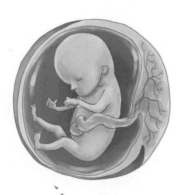

 第 13 周

→ 这一周的我身长差不多已经有10厘米了。

→ 眼睛越来越突出，但还是紧紧闭着的。

→ 我小小的乳牙以及牙槽也已经形成。

→ 现在的我已经可以辨别是男孩还是女孩了。

 第 14 周

→ 头上长出了头发，脖子也比之前长了。

→ 我的鼻梁也慢慢出现了。

→ 耳朵的位置正向两侧移动。

→ 我开始练习呼吸，手指也很灵活。

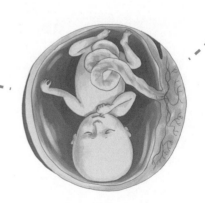

第 15 周

→ 这周我的眉毛已经零星地长出来了。

→ 耳朵也在继续生长，我可以听到妈妈的心跳声了。

→ 我的小手也已经会握拳，而且我还会踢腿了。

→ 吞咽、吮吸等动作，我也在开始慢慢练习了。

第 16 周

→ 现在我的身长和体重都是前两周的2倍。

→ 小小的我已开始形成多块骨头，变得更强壮了。

→ 伸胳膊、踢腿成了我的"日常运动"。

→ 心脏"咚咚咚"地跳动着，变得更有力量。

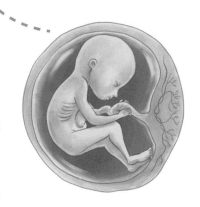

我和妈妈的初步交流

前两天，我还听到妈妈在跟爸爸讨论有关胎动的事情，而且爸爸为了让妈妈不要太过担心，特意从书中找来了很多资料。

一般来说，妈妈会在孕16～20周的时候感觉到胎动，但每个宝宝生长发育的进度不同，所以胎动有的会早些，有的会晚些，没有确切的时间。而且我第一次运动时，妈妈常常不会感觉到，之后我动得越来越频繁时，妈妈就会感觉到了。

书中还说到，在我做不同的动作，例如张嘴、翻滚、伸腿时，妈妈会有不同的感受，有时会感觉好像有一条小鱼在肚子里游，有时会感觉仿佛有只小青蛙在跳，还有时会感觉肚子里在"咕噜咕噜"冒泡泡，总之妈妈要细心感受。当然妈妈也可以让爸爸来感受一下我的存在。

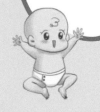

妈妈，您知道吗，在这个月您就会收到我的"交流信号"了，因为现在的我相比之前力气大了很多，如果我在"水房子"里伸伸胳膊、动动腿，您就会感觉到我在动，这就是医生说的胎动哦。

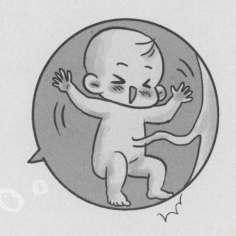

其实，早在第8周的时候我就已经长出了四肢，也会在妈妈的肚子中蠕动，那才是最初的胎动，只是那时的我还很娇弱，运动幅度也很小，不足以让妈妈察觉到罢了，只有妈妈在做检查的时候才能看到。

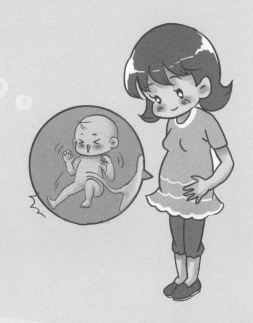

医生写给妈妈的话

胎动处于不断变化中，且受各种因素的影响。例如：腹壁厚的孕妈妈对胎动的感觉会比较迟钝，腹壁薄的孕妈妈则对胎动更为敏感，也可以说身材较瘦的孕妈妈比身材较胖的孕妈妈更容易感受到胎动。胎宝宝被羊水包围着，如果羊水较少，孕妈妈对胎动的感受会更明显；如果孕妈妈的个人敏感度较高，对胎动的感受也会比较灵敏。此外不同的姿势、情绪等都会影响胎动。

胃口变好，要多吃有益的食物

我还记得前段时间，妈妈总是胃口不好，什么东西都不能让妈妈食欲大开，好在最近一段时间这种情况已经有所改变。而且爸爸现在是我们全家的营养师，会做很多好吃又对妈妈身体有益的食物，就是为了让我顺利长大。我真是个幸福的宝宝。

妈妈您可能不知道，现在的我长得很快，对热量的需要也会增加，为了满足我的需要，您可以适当地多吃点主食哦，例如多一个小馒头或者多一点米饭。而且那天我还听到爸爸对您说，我国营养学会推荐孕妈妈在孕中期每天适宜增加300千卡的热量，所以妈妈要好好吃饭，这样我才会是健康的宝宝。

"宝贝，书上说现在的你正在发育甲状腺，需要有充足的碘才能发育得正常……"

这是爸爸的声音。爸爸您是在跟我说话吧？什么是碘呀？我这么小都听不懂呢。

"如果碘的摄入量不足，就会影响中枢神经系统，特别是对大脑发育会产生不好的影响。"

爸爸的话让我感到很担忧。妈妈，那您要多摄入一些碘才行。

"孕妈妈每天宜摄入200微克碘，海带、紫菜、贝壳等海产品含碘比较丰富，孕妈妈适宜多食用。一般孕妈妈坚持食用加碘盐，同时每周吃1～2次海产品就能满足碘的需求量。"

还是爸爸比较贴心，都为妈妈准备好了，所以妈妈就乖乖听话，经常喝一碗海带汤或者紫菜汤吧。

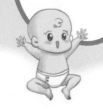

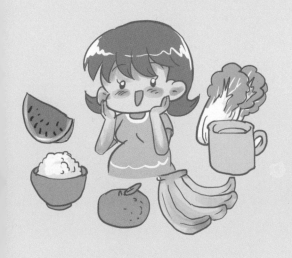

妈妈，我发现了一个小秘密，就是最近您的胃口变好了，从您供给我的营养中就能感觉到。我要像妈妈一样好好吃饭，这样才能成为一个既聪明又强壮的宝宝。

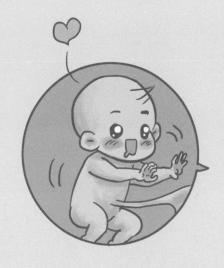

妈妈，此时的您千万不要觉得自己胃口变好了，担心吃太多会长胖就刻意控制饭量哦，现在可不是追求苗条身材的时候，不然我就会因为缺少长身体所需的营养而变成"虚弱"的宝宝。

妈妈要注意出行安全

随着我一天天长大，妈妈的肚子也在逐渐变大。为了保证我的安全，妈妈做事特别小心翼翼，尤其是外出的时候。妈妈的这一变化被细心的爸爸看在眼里，于是爸爸特意给妈妈准备了一张小卡片。妈妈您快念念，上面都写了哪些注意事项呢？

妈妈出行小贴士

第1条 在出门前先查看天气预报，在确定天气晴朗、空气质量较好的情况下，才可以安心出门。

第2条 不管是乘坐公共交通工具，还是驾车出行，都应尽量避开交通高峰期，否则车多人多，既会影响心情，也会增加发生意外的风险。

第3条 出行目的地不要离家太远，因为长时间的路途颠簸对孕妈妈和胎宝宝都没有好处，甚至可能引起不正常的胎动或者腹痛。

第4条 如果是自己驾车，一定要系好安全带。安全带的正确系法：身体要尽量坐正；安全带的肩带置于肩胛骨；肩带部分应该以穿过胸部中央为宜；腰带应置于腹部下方。这样做才能同时保障孕妈妈和胎宝宝的安全。

第5条 开车时不要紧急制动、紧急转向，以免冲撞力过大，导致孕妈妈的腹部撞到方向盘发生意外。

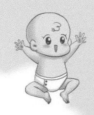

视力变化，要保护好眼睛

妈妈您是在走路吗？"水房子"里摇摇晃晃的，这是要去哪儿呢？

"医生您好，我最近总是感觉眼睛不舒服，是不是有什么问题呢？"原来妈妈是去找医生了。妈妈您的眼睛怎么了？问题严重吗？

"别急，我先来检查一下，是感觉眼睛干涩还是觉得视力有什么变化？"我听见医生问妈妈。

"最近总感觉眼干，而且视力好像也有点变差了，这是什么原因造成的呢？有什么办法缓解吗？"听上去，妈妈很担心，我也有些着急了。

"没有什么大问题，你不用过于担心，这是孕期的正常现象。由于怀孕，体内激素产生变化，这会使得眼睛内部结构发生一些微小的变化，所以才会让你出现眼部不适。平时多注意用眼卫生，保护好眼睛就可以了。"

听了医生的话，我和妈妈这才松了口气，但妈妈要怎么做呢？

医生接着说："不要长时间看书、看电脑或看手机，每隔50分钟左右就要闭目休息或者远眺，以防止眼睛疲劳。眼保健操可以起到按摩的作用，孕妈妈可以经常做一做。同时注意室内灯光要柔和，不能过强也不能太弱，以减少对眼睛的刺激。"

医生的话，我和妈妈都记住了，我们会好好保护眼睛的。

孕妈妈要注意保护好眼睛，不要长时间看书、看电脑或看手机，室内灯光要柔和。经常做眼保健操，缓解眼部疲劳。

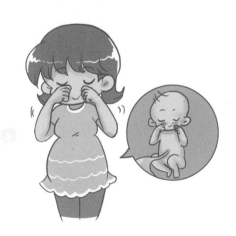

一不小心，妈妈过敏了

"阿嚏！阿嚏！"我听到妈妈打喷嚏的声音了。"老婆，你感冒了吗？"这是爸爸的声音，一向不容易生病的妈妈怎么会感冒呢？这时听见妈妈回答说："没有感冒，就是我的鼻子好痒，总想打喷嚏……"

嗯？妈妈说她鼻子痒，而且不是感冒，那为什么会打喷嚏呢？我还是个小宝宝，找不到其中的原因，我只听见脚步声和翻书声，一定是爸爸在帮妈妈找原因。"老婆，找到了，你应该是过敏了。你快来看看，书上都有写。"

孕期过敏

在孕期由于自身体内激素的影响，有些孕妈妈会发生过敏现象，即便不是过敏体质，在很多因素的作用下也容易发生过敏。以下这几项孕妈妈要注意哟！

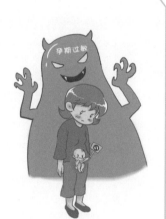

◆染、烫发制剂中的添加成分很容易引起皮肤过敏。

◆花粉、螨虫中携带了能引起过敏的抗原决定簇，孕妈妈无意接触后可能引起过敏。

◆海鲜类食物中含有较多的组胺，而孕妈妈体内缺少相应的消化酶，在食用海鲜后就可能引起过敏。

◆有的孕妈妈对灰尘中的微生物、杂质有过敏反应，烟尘会通过刺激呼吸道而加重过敏。

当孕妈妈由于以上原因而导致过敏时，一定要远离致敏原，以减轻过敏症状，如果过敏症状严重，请及时就医。

风油精、清凉油可不能随便乱用

原本还在睡梦中的我，听见妈妈跟爸爸的抱怨就醒了。原来是因为最近妈妈总是被蚊子咬，胳膊、腿上都是包，痒得都睡不好觉了。爸爸一边安慰妈妈，一边拿出来风油精，还开玩笑地说这是"止痒神器"。只听见妈妈说："快把它拿开，孕妇是不能乱用风油精、清凉油的！"

"这不就是平时家中常备的风油精嘛，怎么不能用？"我跟爸爸都对此产生了疑问。

"因为风油精、清凉油的主要成分是樟脑、薄荷脑、冰片、丁香油等。就拿樟脑来说，如果它进入人体内，会和体内的某种物质结合成无毒物质排出体外，但现在我体内的这种物质含量很少，所以不能将樟脑顺利排出。一旦樟脑通过胎盘，就会影响宝宝的正常发育，甚至还有可能导致宝宝畸形或者死胎。而且冰片也会对我产生刺激，可能引起早产……"

风油精、清凉油、万精油等千万要不能随便给孕妈妈使用，否则可能导致宝宝畸形或流产。

听妈妈这么说，我都害怕了，我可不想离开妈妈，爸爸你快把妈妈说的这些东西都拿远一点。我知道妈妈很痒，但也不能乱用止痒药。

"原来是这样呀，我知道了老婆，我这就把风油精拿开，但是你总被咬也不行呀。对了，我们去买个蚊帐，这样蚊子就咬不到你了。"

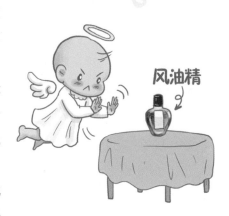

风油精

听到这里，我就放心了，这样妈妈就不会再被蚊子咬，我们都可以安心睡个好觉了。

便秘真的很不舒服

"丁零！丁零！"妈妈的手机响了。"喂，美美呀。"原来是妈妈的好朋友美美阿姨打来的电话，在问我最近乖不乖。谢谢阿姨的关心，我很乖哦，一直在努力地长大。"好，我们下午见。"妈妈要带我去见美美阿姨了，我真开心。

下午妈妈带着我准时出发了，刚一到地方就听见美美阿姨和妈妈打招呼，我还感觉到她用手摸了一下妈妈的肚子，美美阿姨真热情呀。妈妈点了一杯饮品，就坐下跟美美阿姨聊了起来。而我也换了一个舒服的姿势，听她们聊天。

"美美，我最近总是去厕所，但总是不顺畅……"妈妈这是在说什么，我怎么都听不懂？但美美阿姨好像完全明白妈妈的意思，笑着说："懂你，我怀孕的时候也这样，孕期便秘是正常的，你别太担心。"原来妈妈是在跟阿姨说最近的"苦恼"——便秘。

美美阿姨，你有什么好办法吗？妈妈因为便秘，总是感觉不舒服。

"虽说这是正常现象，但你也不能不重视，不然身体受不了，我就跟你说说'过来人'的经验吧。"下面三点就是美美阿姨的经验之谈了！

经验一：出现孕期便秘后尤其要注意日常饮食，可以适当吃点粗粮，早晨空腹喝杯温水有助于排便。

经验二：每天在固定时间去厕所排便，让身体形成排便反射，并形成良好的规律。

经验三：双手轻轻按压腹部，按顺时针方向慢慢地按摩，每天2~3次，一次10~20圈，可以促进排便。

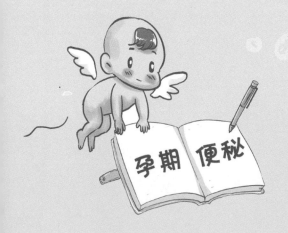

孕期便秘

妈妈最近总是去厕所，可是总不见便便排出，有时我还会听见妈妈小声说："真是恼人的便秘，肚子胀胀的，还能隐约感觉到痛，好难受呀！"原来妈妈最近出现了便秘。

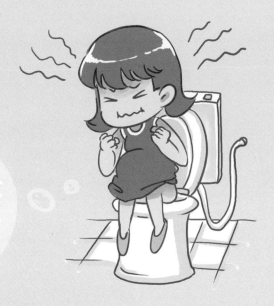

妈妈，那天您跟美美阿姨聊天的时候，我都听到了。孕期便秘虽然是常见的问题，但还是要及时解决，不然会引起其他疾病，到时候就麻烦了。

妈妈的肚子越来越大了

"宝贝，你知道吗？看着你一点点长大，妈妈感到特别幸福。你在妈妈肚子里是什么感觉？今天我突然对变大的肚子感到好奇，你知道其中的奥秘吗？"是妈妈在跟我说话。妈妈，我也很幸福，而且在您的精心照顾下，我长得很好。"你还小，肯定还不能回答妈妈的问题，让我看看书上有没有答案，可以解答我的疑问……"我听见妈妈读道：

◆宫高指从下腹耻骨联合处到子宫底的距离；腹围即经髂嵴点的腹部水平围长。这两项数据可以体现胎儿宫内的发育情况，同时可以根据宫高妊娠图曲线来判断胎儿是否发育迟缓或是否是巨大儿。

◆宫高、腹围的正确测量方法：取立位，用卷尺测量孕妈妈平脐部环腰腹部的长度即为腹围；仰卧位，用卷尺测得从下腹耻骨联合处至子宫底间的长度即为宫高。

◆孕16～36周，宫高每周增长0.8～1.0厘米，平均增长0.9厘米，在孕36周时达到最高点；孕37～40周，预产期临近，胎儿头部大部分降入骨盆，宫高会恢复到孕32周时的高度。

◆孕20～24周，腹围增长最快，每周可增长1.6厘米；孕25～36周，腹围每周增长0.8厘米；孕36周以后，腹围增长速度减慢，每周增长0.3厘米。如果以妊娠16周的腹围为基数，到足月时平均增长值为21厘米。

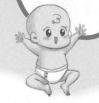

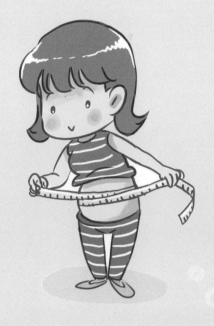

妈妈，最近您有仔细照过镜子吗？有没有发觉最近自己的肚子在迅速变大？这说明我生长发育得很好，而且"水房子"里的水也逐渐增多，这也会让妈妈的肚子变大哦。

妈妈要负担两个人的重量，身体肯定会更容易累，我知道妈妈辛苦了，而且变大的肚子也会让妈妈的行动不如从前自如，所以妈妈一定要多加小心。

妈妈隆起的肚子在向所有人证明我的存在，我特别高兴，而且妈妈在这个月里就要穿上专门为孕妇设计的衣服，宽松、舒适，才不会压迫到我。

穿上孕妇装的妈妈有别样的美

妈妈，我要向您提意见！现在的我已经长大了，可是妈妈还在穿之前的衣服，总是紧绷绷的，这让我感觉很不舒服。所以，妈妈您可以换上一些宽松的衣服吗？那样我才能呼吸得更顺畅。

美美的孕妇装

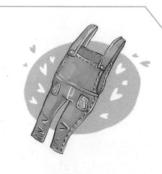

肩带较宽，裤腿肥大的背带裤比较适合孕妈妈穿着，款式比较宽松，有利于血液循环，而且连体式的设计，让孕妈妈穿脱方便。

领口、袖口宽松的连衣裙也是孕妇装的不错之选，亲肤、柔软的面料不会让孕妈妈出现皮肤过敏的现象，且透气性好，尤其适合孕期爱出汗的孕妈妈。

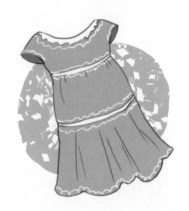

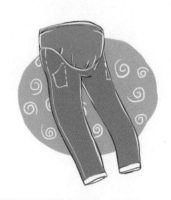

腰带处经过特殊处理的孕妇裤，特别适合腹部隆起的孕妈妈，而且此类孕妇裤多数都有可调节设计，即便到了孕晚期也可以穿着，非常实用。

动动手来动动脚，一起来做孕妇操

昨天晚上我睡得真舒服，妈妈您睡得好吗？现在的我感觉特别有精神，所以要做做运动。一二三四，动动小手；二二三四，伸伸小腿……我自己一个人做运动好无聊，妈妈您和我一起来吧，不用担心，我现在已经很稳定了，适当运动完全没有问题。

一起来做运动吧！

动作1： 盘腿坐姿，双手放在膝盖上，保持均匀的呼吸，将意识专注于身体，身心合一。此姿势不仅能放松紧张的心情，还可以增强腿部肌肉力量，对缓解孕期腿部不适很有帮助。

动作2： 孕妈妈保持站姿，手臂进行转圈运动，左右各进行20次左右，动作幅度以自身舒适为宜。此姿势有助于放松颈肩，让孕妈妈更好地舒展双臂。

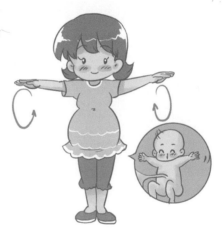

动作3： 孕妈妈双手轻轻扶住椅子背部，双脚稍分开，抬起左小腿，与大腿尽量呈90°，以膝盖为中心旋转左小腿15次左右，换腿，再进行右小腿练习。

练习完这些动作，妈妈是不是感觉累了？那就赶快休息吧！要考虑我的安全，所以妈妈千万不要逞强，如果在运动中感觉特别不舒服，要记得及时去医生那里。

和爸爸"做爱做的事"

　　在前几个月的时候，我还太过娇小，妈妈为了保护好我，对爸爸的"特殊"要求总是拒绝，爸爸也只能通过抱抱妈妈或者亲亲妈妈来表达爱意。现在我已经进入了稳定期，妈妈可以跟爸爸"做爱做的事"了。

　　"老婆，我今天又看了下有关孕期的书，书上说孕中期夫妻适度亲密是可以的，不仅可以使夫妻之间变得更和睦，而且还有益于宝宝的健康发育，之前为了宝宝你都拒绝我，我理解，不过现在可以了，所以……"

　　"是吗？在哪儿有写，我先看看。"

孕中期性生活

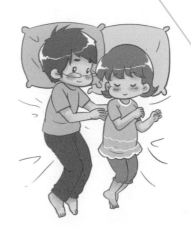

　　孕中期妈妈和宝宝的情况都比较稳定，可以适度进行性生活。这样不仅能够增进夫妻感情，胎儿出生后也会更健康、灵敏。但是，进行性生活需要注意以下事项：

　　◆孕期性生活要适度，每周1～2次为宜。

　　◆建议采用女方在上的体位，孕妈妈可以自主掌握性交角度和深度，也可以采取侧卧位，总之不要挤压到腹部。

　　◆为了避免孕妈妈受感染或者精液刺激导致子宫收缩，准爸爸要使用避孕套。

　　◆准爸爸不要刺激孕妈妈的乳头，以免引起宫缩，同时孕妈妈也要及时自我调节，不能太过兴奋，避免发生流产。

要做唐氏筛查了

"丁零！产检提醒，请注意查收。"这是妈妈手机提醒的声音吧，为了我的健康成长，妈妈对每次检查都很重视。放心吧妈妈，我一切都好，明天的检查都会顺利的。

"老公，明天我要去做产检，主要项目是唐氏筛查，你有时间陪我一起去吗？"

"时间都已经安排好了，而且我也提前查阅了一些关于唐氏筛查的资料，你要看一下吗？我就放在书桌上了。"爸爸回答道。

妈妈拿起资料认真地看着。

◆唐氏筛查是通过抽取孕妈妈一定的血液，检测血清中甲胎蛋白和人绒毛膜促性腺激素以及游离雌三醇的浓度，再根据孕妈妈的预产期、年龄、体重等具体情况来判断"唐氏儿"的危险系数。

◆"唐氏儿"是指患有唐氏综合征的孩子，这种疾病是先天性染色体异常的多基因畸变造成，患儿多表现为严重的智能障碍，还可能患有其他并发症，如先天性疾病、消化道畸形等。

◆夫妻一方染色体异常，孕妈妈出现病毒感染或服用致畸药物等都有可能造成胎儿患有唐氏综合征，而唐氏筛查可以检查出胎儿是否患有此疾病。

◆唐氏筛查的结果是由母血指标来推测的，但母血中的生化指标会受多种因素的影响，所以检查结果不可能很精确。如果检查结果显示高危，也不代表胎儿一定患有唐氏综合征，可以做羊水穿刺或无创DNA来进一步确诊。

> 唐氏筛查是一项通过抽取母血指标推测宝宝"唐氏儿"的危险系数检查。如果结果显示高危，可以通过羊水穿刺或者无创DNA做进一步确诊。

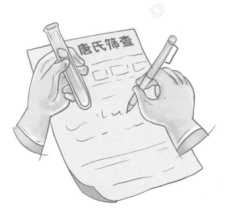

给我取个可爱的小名吧

妈妈，您每次跟我说话的时候不是叫我"宝贝"，就是叫我"宝宝"，虽然我知道您是在叫我，但没有名字，就感觉不出自己存在的特殊性，所以您和爸爸一起帮我起个名字吧！

"4个月的胎宝宝，对外界的声音很敏感，尤其是妈妈的声音，因此建议孕妈妈和准爸爸从此时开始，多和宝宝说说话，良好的语言胎教可以促进胎儿的听觉发育，同时让胎儿对外面的世界有初步的认识……感谢您的收听，本期《怀孕之声》到此结束。"

"老婆，看来我们要多跟宝宝说说话了，这样他就能拥有灵敏的听觉。"

"嗯，但是我觉得要跟宝宝多沟通，首先要给他起个名字，总是'宝宝''宝宝'地叫，他都不知道我们在跟他说话。"哈哈，还是妈妈了解我。

"对！还是老婆有先见之明，那叫什么名字好呢？不知道这个小家伙是男孩还是女孩，像'强强''昕昕'这种不太合适吧。"

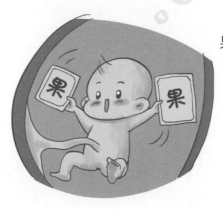

我已经4个月了，现在很喜欢听爸爸妈妈的声音。您们赶快给我起一个好听的名字，每天和我聊聊天吧！

"叫'Lucky'怎么样，希望我们的宝宝是个幸运儿，而且现在好多小朋友都起英文名，感觉好洋气。"

"是洋气，但爷爷奶奶不会英语，我觉得叫'果果'吧，不仅男女通用，而且也说明他是爸爸妈妈爱情的'果实'哦！"

"好，那就叫'果果'吧，我们就是果果妈和果果爸！"

果果，这个名字好，我喜欢！

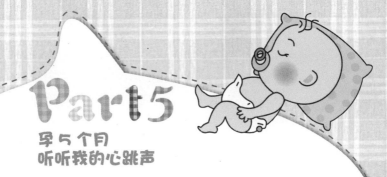

Part5

孕5个月
听听我的心跳声

在妈妈的精心照顾下，现在的我可是个活泼好动的小家伙，伸伸胳膊、伸伸腿已经成了我每天必须进行的运动项目。不仅如此，妈妈爸爸还可以用美美阿姨送来的听诊器，听我"滴答滴答"的心跳声。

现在的我越来越爱动

妈妈，如果您细细感受就能发现，现在的我变得越来越爱动。这不仅因为我已经变得更有力气、更强壮，也可能是因为我继承了爸爸的运动基因，总之我是个小小"活跃分子"。

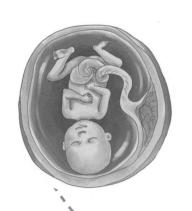

 第 17 周

→ 我依然头大，但头部和身体的其他部分已经开始形成比例。

→ 我的眉毛开始成形，眼睫毛也越来越长了。

→ 我要开始形成皮下脂肪了。

→ 我的小脑袋发育得很好，心跳也变得更有力。

 第 18 周

→ 我的眼睛更向中间集中，耳朵已经长到正确的位置。

→ 四肢发育良好，骨头会稍微变硬。

→ 我是一个活跃的宝宝，会经常翻身、扭动。

→ 指尖和脚趾上的肉肉已经长出来了。

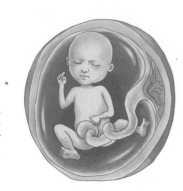

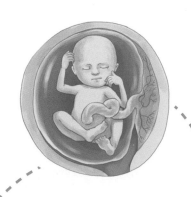

 第 19 周

→ 现在的我已经长到了23厘米左右。

→ 头上长出了妈妈所说的胎毛。

→ 我的皮肤相比之前变好了很多，体重也增加了。

→ 我学会了吞咽，所以知道"水房子"里的"水"不好喝。

 第 20 周

→ 我能听到并且可以分辨出妈妈的声音了。

→ 我的脑部开始有了记忆功能。

→ 身上有一层白色的东西保护我，这叫作胎脂。

→ 妈妈肚子如果震动，也会带动我打嗝。

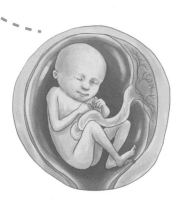

妈妈的身体里有两颗心脏在跳动

今天妈妈在家休息，我乖乖的没有淘气，这样妈妈就能多休息一会儿。"叮咚！"有人敲门，是谁这么早就来我家？"莹莹，是我，我带来了一个好东西，你快开门！"这不是美美阿姨的声音嘛！

妈妈把美美阿姨迎进门，我就听见拆盒子的声音，是什么礼物？我很期待呢。"听诊器？这有什么用？"妈妈有些疑惑地问道。"别小看它，用听诊器能让你听到宝宝的心跳声，你用它仔细听听，这感觉很美妙。"美美阿姨回答。

妈妈一边表示怀疑，一边把一个凉凉的东西放在肚子上。妈妈要听我的心跳声了吗？好开心，妈妈您仔细听，我心脏跳动得特别有力，听见了吗？哎哟，妈妈您的力气太大了，都压到我了，快拿开，一点儿都不舒服。

"莹莹，你太大力了，这样宝宝会不舒服，你要轻轻的。"美美阿姨说道。"好，可是我根本听不见果果的心跳声呀，换了位置也还是听不到。""那可能是宝宝还太小，别急，过几天你再听，就能听到了。"

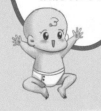

随着一天天地长大，我的耳朵能听到各种声音了，例如妈妈饿了，肚子会"咕噜咕噜"地叫；爸爸下班回家后会跟我说他回来了；其实我最常听到的就是妈妈"扑通扑通"的心跳声。

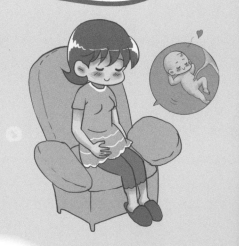

我能听见妈妈的心跳声，这让我很有安全感，那妈妈能听到我的心跳声吗？妈妈会是什么样的感觉呢？其实，我的心跳是"滴答滴答"的声音，跟妈妈的心跳声有些不一样。

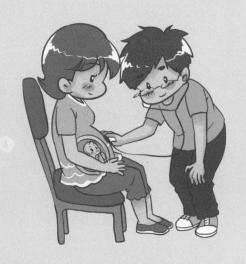

医生写给妈妈的话

胎儿的心跳能反映胎儿在子宫内的状态。正常情况下，胎心率在120～160次/分钟，但有时也会快些或者慢些，这都是正常现象，直到孕晚期，胎心率才会规律。孕妈妈在听胎心时要保持心情放松，采取平躺或坐位的姿势，将听诊器放于腹部听胎心。

饮食均衡的同时要适当补钙

　　不仅爸爸妈妈特别关心、爱护我，外婆也很爱我呢，从最近几天外婆给妈妈做的饭菜就能看出来。不仅有新鲜蔬菜，还有鸡蛋、豆腐、瘦肉等，菜式多样又营养美味，而且每天下午还会让妈妈喝上一杯牛奶或者酸奶。总之，妈妈每天的食物都很丰富。

　　外婆还经常一边摸着妈妈的肚子，一边跟我说话呢，她知道我在妈妈的肚子里需要很多营养，尤其是现在的我，要多吸收钙元素，才能长成强壮的宝宝，所以她要做好我跟妈妈的"营养师"，让我们吃好。外婆还告诉我，如果我把妈妈身体里的钙都吸收了，妈妈就会因为缺钙出现腿抽筋、牙齿松动、关节疼痛等现象，所以不光我要听外婆的话好好长大，妈妈也要听外婆的话好好吃饭，我可不想因为我让妈妈的身体出现任何不适。

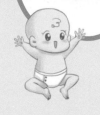

　　只有保证充足的营养供给，我才能健康长大，所以妈妈每天都要吃多种营养丰富的食物，才能满足我的需求。如果妈妈遇到一些不喜欢的食物，也要吃下去，这样才能营养全面。

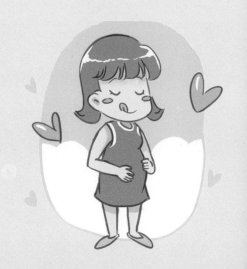

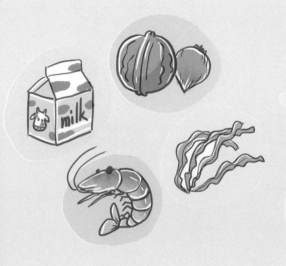

现在我的骨头在慢慢变硬，我很需要钙元素。如果补充不足，就会影响我的生长发育，所以妈妈要多吃一些具有补钙作用的食物哦。其实，这都是外婆告诉我的，嘻嘻。

医生写给妈妈的话

孕妈妈可以多进食一些高钙食物，例如乳制品、虾皮、海带等，以满足身体所需，但钙的补充也不能过量，以免影响体内其他营养物质的吸收。同时不要忘记补充维生素D，维生素D可以全面调节钙代谢，增强钙吸收，而且维生素D能预防先天性佝偻病，对孕妈妈和胎宝宝都有好处。

营养好吃的坚果作为小零食

妈妈，我最近能明显地感觉到我的小脑袋在发育，如果此时您吃一些恰当的食物，就能帮助我更好地发育哦。我正在心里这样暗想，妈妈就买来了很多坚果。

众所周知，核桃具有补脑的功效，是因为其含有的DHA对宝宝的大脑和视觉功能发育很有帮助，但孕妈妈多吃会发胖、上火，所以每天吃2~3颗就可以了。

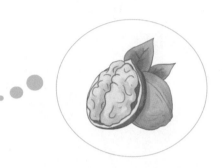

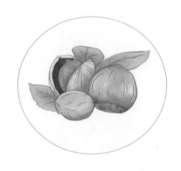

板栗不仅能促进宝宝的发育，还具有消除水肿、缓和情绪的作用，很适合孕妈妈食用。但是板栗含糖量高，吃得太多还会伤脾胃，孕妈妈要控制食用量。

腰果中的不饱和脂肪酸对提供脑部营养很有益处，而且腰果中蛋白质及各种维生素的含量也较为丰富，在孕期食用对孕妈妈和胎宝宝都有好处。

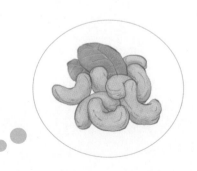

我长大了，妈妈可能会胀气

我真的觉得妈妈好辛苦，之前是眼睛不舒服，后来一不小心又过敏了，还有便秘，这些都是因为我才引起的。昨天晚上又听到妈妈对爸爸说，她感觉肚子胀气，爸爸说是因为我长大了，占据了更大的空间，所以会让妈妈的胃部上移，压迫到了消化系统，胃肠蠕动减慢，就出现了胀气。

妈妈说，为了肚子里的我，再辛苦她都觉得值得，好在爸爸已经帮妈妈找到了缓解胀气的方法，可以让妈妈舒服些。

缓解胀气的方法

◆胀气会导致孕妈妈的胃部发胀，如果此时再进食过量的食物，会加重不适感。建议孕妈妈采取少食多餐的进食方式。

◆食物中的纤维素可以促进胃肠蠕动，孕妈妈可以多吃一些蔬果和粗粮来补充膳食纤维，从而达到改善胀气的目的。

◆如果孕妈妈出现便秘，大肠内积蓄的粪便会使胀气更严重，所以必须按时排便。因此，孕妈妈每天要摄入足够的水分，进行适度运动以促进排便。

◆准爸爸可以帮孕妈妈多按摩，以缓解胀气。正确的做法为：孕妈妈采取半卧姿势，准爸爸从右上腹部开始，以顺时针方向按左上、左下、右下的顺序按摩10~20圈，要避开子宫所在的位置且力道适中。

身体有异味，妈妈要勤换衣服、勤洗澡

"老婆，我最近发现你很爱出汗，而且口腔中有时还有异味，不过我已经帮你找到原因和解决办法了，只要你按照我说的做，你还是我的香香老婆。"哈哈，爸爸对妈妈从来都是这么细心，那等我出生后，爸爸也要这么细心地对我，不然就是偏心。

妈妈为什么会有异味？

孕妈妈在孕期爱出汗，是体内激素和新陈代谢的增加造成的，与此同时，基础体温与之前比较也有所升高，所以更爱出汗，如果不清洁身体，就会产生异味。而口腔异味多半是因为孕期少食多餐，口腔内残留物增多导致的。

这种情况该怎么解决？

孕妈妈可以根据天气情况，适当少穿一件衣物，但要谨防感冒。衣物的选择最好是吸汗性较强、透气性较好的纯棉材质。勤洗澡可以保持皮肤洁净，缓解身体的异味，但孕妈妈不要使用香水、止汗露等化学产品。不仅如此，孕妈妈还要少吃味道浓重的食物，如葱、姜、蒜等。每天早晚刷牙，饭后漱口，不要忽略清洁舌苔。口腔疾病也会导致口臭的出现，所以孕妈妈要预防牙齿病变。

最近总听妈妈说自己爱出汗，而且汗液的味道很不好闻，如果不及时更换衣物、洗澡，身上就会臭臭的，一向爱干净的妈妈怎么忍受得了呢？

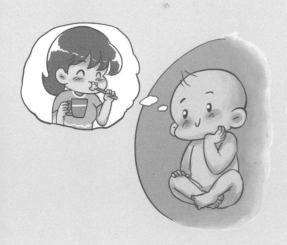

昨天爸爸给妈妈买了一瓶漱口水，说是可以让妈妈保持清新口气，还能预防一些牙齿疾病。妈妈您不要偷懒，每天要乖乖地用漱口水漱口哦。

"我爱洗澡，皮肤好好，哇哦哦哦……"这是妈妈经常在洗澡的时候会哼的歌曲，再加上温水和泡泡，妈妈不仅会感觉很舒服，身上还会有香香的味道哦。

护理好我的专属"粮仓"

妈妈之前与护士阿姨交流的时候，我听到护士阿姨说在怀孕期间，妈妈不光肚子在变大，乳房也会变大，这是在为以后分泌乳汁做准备呢。护士阿姨还介绍了一些乳房的护理方法，妈妈要按照正确的护理方法去做，这样才能让我顺利吃上乳汁。

乳房的护理方法

◆经常用温水清洁乳房，清水即可，不要使用香皂或其他清洁用品，注意清除附着在乳头上面的乳痂和分泌物。清洗完成后涂上一层油脂，油脂可选择橄榄油或孕妇专用的乳头保护霜。

◆时常进行乳房按摩，促进乳腺疏通。正确的方法为：孕妈妈剪短指甲，洗净双手，一手包住乳房，另一手的拇指贴在乳房的侧面，画圈摩擦；用一手托住乳房，另一只手的小拇指放在乳房正下方，稍用力抬起，起到按摩的作用。但不要过多地刺激乳头，尤其是反复多次、粗暴地刺激，否则容易引起宫缩，甚至导致流产。

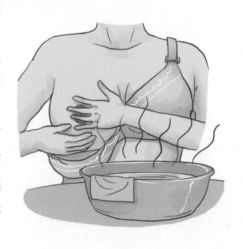

◆如果孕妈妈出现乳房疼痛，可以用温热毛巾热敷整个乳房来缓解疼痛。

◆可以用干燥、柔软的小毛巾轻轻擦拭乳头皮肤，增加乳头表皮的坚韧性，避免以后哺乳时因宝宝用力吸吮而造成破损。

妈妈需要一双舒适的鞋子

长得越来越大的我，应该算是妈妈"甜蜜的负担"，尤其是妈妈的脚丫，要支撑两个人的重量，肯定会很辛苦。为了让妈妈舒服一些，怎么少得了一双既舒服又合脚的鞋子？怎样才能为妈妈挑选一双舒适的鞋子呢？这项光荣的任务只能由爸爸来完成了。

◆有气垫的鞋子可以将双脚的压力分散出去，减缓胎儿体重增加对孕妈妈足跟造成的压力，而且有助于稳定重心，这样孕妈妈在走路时才能更安全。此外，如果孕妈妈体重过重，会造成下肢关节无法负荷，所以孕妈妈要注意控制体重。

◆高跟鞋、尖头鞋、细跟鞋等鞋子不建议孕妈妈穿着。因为此类鞋子容易左右摇晃，孕妈妈很可能因为重心不稳而跌倒，或者为了保持身体的稳定，脊椎会不自觉地向前凸出，如此一来，会导致孕妈妈腰酸背痛。

◆孕妈妈的鞋子要有防滑设计，也可以购买防滑鞋垫以提高安全性。同时还要留意鞋子的透气性。因为孕妈妈在孕期出汗较多，所以有排汗设计的鞋子更适合孕妈妈。

◆受孕肚的影响，孕妈妈弯腰和抬脚的动作都不便完成，因此最好选择站着就能轻松穿上的鞋子。但孕妈妈最好不要在外出时穿拖鞋，大部分拖鞋都没有包裹足跟，走路时脚掌需要花费更多的力量来"抓住"拖鞋，长此以往容易引起足底筋膜炎，而且走路不稳更容易跌倒。

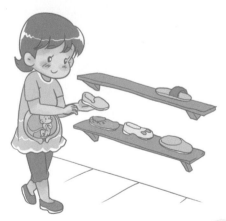

随着我越来越大，妈妈的负担也越来越重。选择舒适、防滑、易穿脱的平底鞋，这样才能缓解妈妈脚部的疲劳，使行走更安全。

爸爸做好预防工作，防止妈妈腿抽筋

昨晚我听到妈妈因为腿抽筋喊痛，我很心疼，不知道今天妈妈的小腿好些了没有，到底是什么原因会让妈妈腿抽筋呢？我正想着呢，就被爸爸的声音打断了。

"老婆，我知道你小腿还是有些不舒服，拿这条热毛巾敷一敷吧，应该能缓解一下。我刚刚查看了一下书上的资料，知道为什么会腿抽筋了，也明白如何预防了，接下来就交给我吧，一定不让你再像昨晚一样……"

爸爸果然是行动派，那书上都说了些什么？您可要把妈妈照顾好哦。

如何预防孕期腿抽筋？

很多孕妈妈都会在孕期出现腿抽筋的情况，其主要原因多半是因为缺钙，其次受凉、腿部压力大、血液循环不畅等也会导致腿抽筋。当发生腿抽筋时，孕妈妈应立即将小腿蹬直，使肌肉紧绷，再按摩局部肌肉，直到疼痛消失。具体的预防方法可以参考以下内容：

◆日常饮食中，孕妈妈要多吃一些含钙量丰富的食物。

◆在天气较冷的时候，注意腿部保暖，每天睡觉前可以用温水泡脚，最好水能泡到小腿肚以上，对预防腿抽筋很有帮助。如果孕妈妈平时就腿脚寒凉，还可以把生姜切片加水煮开后拿来泡脚。

◆除以上方法外，还可以在睡觉时将小腿垫高，这样有利于血液循环，能预防抽筋；准爸爸帮孕妈妈按摩、放松小腿肌肉，也能起到预防的作用。

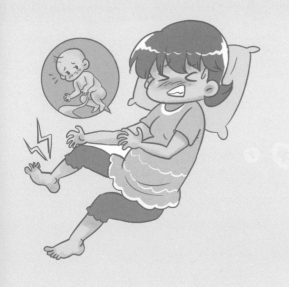

昨晚我没有睡好，因为我听见妈妈喊痛。幸好有爸爸在，帮妈妈及时缓解了腿抽筋，不然妈妈挺着大肚子，摸到自己的小腿都不是很方便，更别提缓解抽筋疼痛了。

在我心里，妈妈一直是一个乐观又很坚强的人，昨晚腿抽筋的时候一定很痛，不然妈妈也不会在今天早上起床后还跟爸爸说自己的小腿不舒服。幸好爸爸找到了预防的方法，可以避免妈妈以后受罪了。

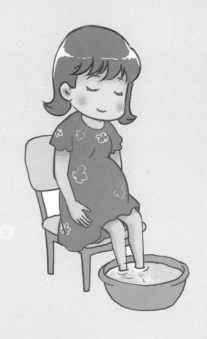

我和妈妈去旅行

　　"Surprise！（惊喜）老婆，这个周末就是你生日了，这两张车票就是送给你的生日礼物，喜欢吗？"今天一大早，我就听见爸爸对妈妈这样说。

　　"哇，谢谢老公，我们是可以出去玩了吗？但是有宝宝一起，不会有什么危险吗？"看来妈妈还是有些担心。

　　"我知道你会担心，不过我已经提前问过医生了，现在宝宝跟你都很稳定，只要提前做好出行攻略，去近一点的地方，玩几天是没问题的，而且还能让你换换心情，一举两得。下面我就给你念念我们一家三口的出行计划吧……"

　　◆对于旅行目的地的选择，要考虑到坐车时间、医疗条件、地理环境等因素。尽量不要长时间颠簸，以免发生意外；要有现代化的医疗服务，能及时应对突发情况，同时避免去到山区、高原等地。

　　◆出行方式的选择。如果是短途旅行可以选择自驾的方式出游，长途旅行最好搭乘飞机。如果是高铁、火车等出行方式，要避免人多拥挤，碰撞孕妈妈的腹部，而且要每隔一段时间起身活动一下，以促进血液循环。

　　◆准备好宽松、舒适的衣物和鞋子，还可以携带一个枕头或软垫，起到支撑脖颈的作用，能让旅途更舒适。

　　◆旅行期间，孕妈妈不要参加过于刺激、劳累的旅游项目；不要吃生冷、不洁的食物；时刻留意自己的身体变化，如有紧急情况立即就医。

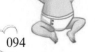

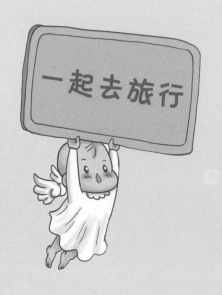

一起去旅行

妈妈，平常您总是带我去楼下的小广场，或者离家不远的公园去玩儿，这些地方我都玩儿够了。咱们能不能去个新鲜的地方，也让我换个新环境？

"夕阳下的海面上像有精灵在跳舞，远远地看去，留下一片金黄……"这是之前妈妈讲的故事书的画面，可是我从来都没见过大海。妈妈，咱们就一起去一次海边吧！

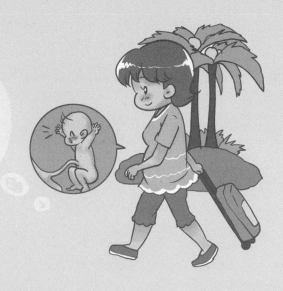

我喜欢妈妈温柔的抚摸

妈妈，我想每天跟您抱抱，好让您知道我有多爱您，但现在的我还是个小宝宝，所以只能让您多抚摸我，让我感受到您的爱。当然，爸爸也可以摸摸妈妈的肚子，这样我就能感受到来自爸爸对我的爱了。

"欢迎收听《怀孕之声》……"原来妈妈在听一个手机应用程序播放的孕产知识音频。"适度科学地抚摸胎教能锻炼胎宝宝的触觉，让他的运动神经更加发达。那正确进行抚摸胎教的方法是什么呢？我们一起来学习一下吧！"

step 1：孕妈妈或准爸爸可在孕妈妈腹部沿着一个方向轻轻抚摸，不要绕圈。

step 2：然后用食指在胎宝宝的身体上轻压一下，给予适当的刺激。

step 3：胎宝宝习惯后，会主动配合，孕妈妈或准爸爸要跟着胎宝宝的节奏，他踢到哪儿，就按到哪儿。

step 4：几次之后，换到胎宝宝没有踢到的地方按压，引导胎宝宝去踢，多进行几次胎宝宝就会跟上爸爸妈妈的节奏了。

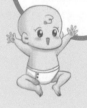

妈妈，您知道吗？每当您用温柔的双手抚摸肚子时，都能让我感觉很舒服，也很有安全感，我也会做出回应，只是这种回应有时您察觉不到。

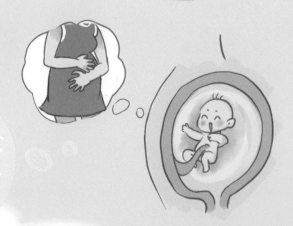

虽然我很喜欢妈妈的抚摸，但有时我也会发出拒绝的"信号"，例如我动得很频繁的时候，此时妈妈要多留意，如果感觉到我不舒服，就不要再抚摸我了。

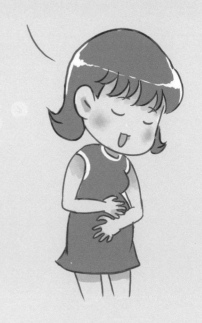

医生写给妈妈的话

抚摸胎教要在适宜的情况下进行，当胎宝宝活动过于频繁，孕晚期孕妈妈的肚皮变硬时，都不宜进行抚摸胎教，要等胎宝宝平复或者孕妈妈肚皮变软之后再进行。如果孕妈妈曾出现过流产、早产、早期宫缩等情况，则不宜进行抚摸胎教。

妈妈要多想些快乐的事

别看现在的我还很小，但也能感觉到妈妈的情绪变化。最近不知道怎么了，妈妈总是不开心，如果再这样下去，我都会被影响的。我要向爸爸求助，快想些办法让妈妈重新开心起来吧！

"老婆，你最近是不是工作压力有点大，我看你总是心情不太好。我知道你又要上班，又怀着宝宝，肯定很辛苦，你要是有什么不开心的事，可以和我说说哦。"

"老公，确实像你说的这样，最近工作上有些不顺心，唉……"

"我就知道肯定有原因，你要学会把工作和生活分开，而且现在的你不能再像之前那样高标准地要求自己，同时还要积极地去调整自己的心态，否则不良情绪也会影响宝宝的。"爸爸一边说，一边抱了抱妈妈，细心地劝导着妈妈。

孕妈妈该如何应对坏情绪呢？

◆ 微笑是赶走不良情绪的"良药"，孕妈妈要经常微笑，这样内心才会充满自信和快乐，心情就会随之变好。

◆ 好情绪是"想"出来的，当孕妈妈察觉到自己正处于低落、悲伤的情绪中时，不妨多想想生活中的快乐时光，例如跟准爸爸甜蜜的恋爱经历，未来一家三口其乐融融的生活等，从而转移并分散不良情绪。

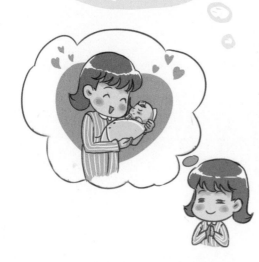

妈妈，你的心情会"传染"给我。所以，当你不开心时，想想可爱的我，想想我们一家三口美好的日子，你就会开心了哦！

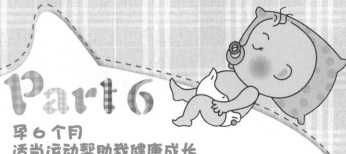

Part 6

孕6个月
适当运动帮助我健康成长

时间过得好快，我已经在妈妈的肚子里生活了20多周。在这段时间里，妈妈每天都会吃一些有营养的食物，为我的生长发育提供"养分"。但经常吃却不运动，不仅妈妈会胖，对我的健康也不利，所以妈妈要带我一起适当运动。

我是个大宝宝了

妈妈，时间过得真快呀，我都已经这么大了。最近我觉得自己吃得香，睡得好，活动幅度也越来越大，而且还越长越好看了呢，您觉得呢？

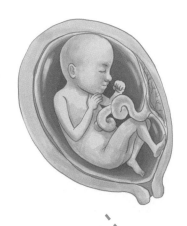

第 21 周

→ 最近我总能听到"水房子"外面的声音。

→ 我现在能在"水房子"里自由地活动，而且还能吞下好多"水"。咦，好像有点味道呢。

→ 无聊的时候我会吃吃手或抚摸自己。

→ 医生说我的大脑和神经系统已经发育得很好了。

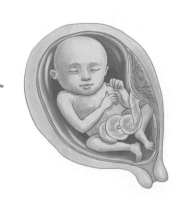

第 22 周

→ 我感觉自己越来越胖了呢。

→ 我的皮肤红红的、皱皱的，看上去像个"猴子"。

→ 我的指甲已经成形了，而且还在继续长哦。

→ 妈妈，您猜，我是男宝还是女宝？

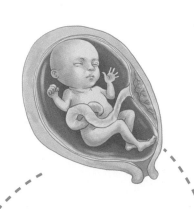

 第23周

→ 我已经长到差不多28厘米长，有500克重了，已经是个大宝宝了呢！

→ 我的身体越来越匀称了。

→ 妈妈，我现在能听到很多声音哦，有时候睡着了还会被吵醒呢。

→ 咳嗽、皱眉、打嗝、眯眼、吃手，这些动作我都能做了，而且很熟练哦。

 第24周

→ 现在的我差不多有30厘米长，630克重了。

→ 我的身上长了好多细细的毛毛。

→ 医生说，我现在开始生成白细胞了，它可以让我以后少生病。

→ 没事儿我就动一动，爸爸妈妈，来跟我一起玩啊！

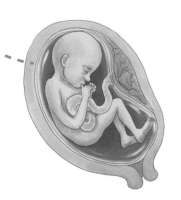

我很健康，所以会动得很有规律

妈妈，您知道吗？虽然现在我还不会说话，但是我的感觉器官已经发育得很好了，医生还说我现在已经足够聪明了，可以做很多动作，而且可以通过胎动传达我的健康状况。

现在的我很喜欢活动，妈妈您有没有感觉到我动得很频繁呢？一般情况下，除了睡觉的时候我不会动之外，平时我都会动得比较规律。比如，当您唱歌给我听或者和我说话的时候，我会很开心，就会动来动去；当我感觉没有力气、不舒服的时候，我就不太想动；如果我突然动作很大、很频繁，那肯定是我感觉到不舒服了，或突然受到撞击，妈妈您一定要多留心哦。

所以，妈妈，您平时不用太担心我，无论我开心、难过，或是哪儿有什么不舒服，我都会用动作来向您传递信息，您一定要留意我的小动作哦。

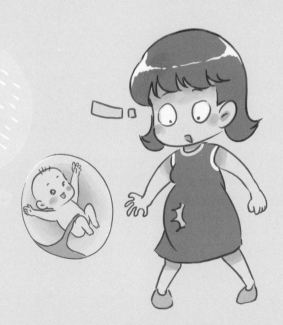

正常的胎动是我向妈妈"报平安"的特殊方式。只要胎动有规律、有节奏、变化不大，都说明"水房子"里氧气充足，我正愉快健康地生长着呢。

医生写给妈妈的话

本月，宝宝可以做的动作越来越多，孕妈妈体验到胎动的感觉也会越来越明显。一般来说，胎宝宝在晚上会更加活跃，胎动也更为明显。孕妈妈可以在每天晚饭后的19：00～23：00之间与准爸爸一起体验胎动。胎动次数的多少、强弱等都是宝宝健康与否的信号。正常情况下，胎动每小时应不少于3次、12小时内胎动不少于30次。如果发现胎动每小时少于3次、12小时内时少于20次，则要去医院检查宝宝是否缺氧。

为了能够准确记录胎动的情况，孕妈妈应每天在固定时间自测胎动，如早、中、晚各测一次，每次1小时。测胎动时，宜采取左侧卧位，集中注意力，平心静气地感受胎动。准爸爸可以在旁边记录下每一次胎动，然后将一天中的胎动数相加，以检查胎动次数是否正常。

如果突然感觉到胎动变化，排除宝宝处于睡眠状态、胎教时间，或是孕妈妈使用了某些药物等情况，应考虑孕妈妈的身体是否出现异常，必要时应及时就医。

拍一张我的"大头照"

今天一大早，妈妈就跟我说，今天跟医生约好了要去做产检，主要是超声波，会有一个大探头在我的"水房子"外面检查，让我不要害怕。超声波我知道，之前有做过，凉凉的，动来动去，其实我不怕，是不是妈妈自己有点紧张？

"这次做彩超，主要是看胎儿有没有畸形，不过你也不要紧张，之前的检查结果都很好。"随着医生熟悉的声音传来，熟悉的探头贴在妈妈的肚皮上，动来动去，我正犹豫着要不要去摸摸看，就又听到医生的说话声："宝宝是头位，胎盘和羊水都正常，不过好像没怎么动，是不是在睡觉，你先起来走动走动，等会再来做。"

我听到妈妈的心脏"扑通扑通"地跳，她是在害怕吗？

"宝贝，别睡啦，和妈妈说说话，妈妈想看我的小宝贝长多大了，想给宝贝照个"大头照"，好不好？"妈妈一边抚摸我，一边和我说话。

妈妈别担心，其实我刚刚走了神，正准备动呢，医生就把凉凉的探头移走了，不信您看，我的小拳头，嘿！哈！妈妈接收到了我的"信号"，开心地笑了起来。

再次感觉到凉凉的探头，我果断移了过去，别说，还挺有趣，我去哪儿，探头就跟着去哪儿，果然是医生，真厉害！

我一边跟探头玩儿，一边听医生说话，时间很快就过去了。

"好了，宝宝的'大头照'拍好了，很健康，也很漂亮，以后可以留作纪念哦！"医生说。

"谢谢医生！"妈妈这时的语气已经明显放松了。

医生写给妈妈的话

怀孕20~24周是做大排畸检查的最佳时机。大排畸彩超检查能够清楚地显示胎儿各器官的情况，检查胎儿的头部、四肢和脊柱等部位是否有发育畸形的情况。一般来说，大排畸检查能够查出胎儿是否存在先天性心脏病、唇腭裂、水肿胎、多指（趾）、脊柱裂等畸形情况。准爸爸和孕妈妈拿到彩超检查报告单后，可以根据胎头、胎动、股骨长等方面来看懂报告单。

胎头：轮廓完整为正常，缺损、变形为异常。

胎动：报告单上显示"有、强"为正常；显示"无、弱"则可能是宝宝正在睡觉，也可能是异常。

胎盘：胎盘正常的厚度为2.5~5厘米。

股骨长：正常值与相应怀孕月份的胎头双顶径值差2~3厘米。

羊水：羊水深度3~7厘米即为正常，其他范围则属于异常。

脊柱：脊柱连续即为正常，缺损则为异常。

多吃一些具有补铁功效的食物

之前和爸爸妈妈一起去医院检查，医生说妈妈体重偏轻，而且有点贫血，让妈妈多吃一些猪肝、鸡蛋类补铁的食物，还建议妈妈喝孕妇奶粉，过几周再来看看情况，如果症状没有改善就吃一些铁剂。

医生的饮食建议

怪不得最近总听妈妈喊累呢，我也整天都懒洋洋的，原来是这个原因，那妈妈赶快补起来吧。医生给您提的建议我都听爸爸絮叨好几遍了：

◆适当多吃动物血、动物肝、红瘦肉等动物性食品。这类食品中含有血红素铁，容易被人体吸收利用，是补铁佳品，对预防缺铁性贫血具有重要意义。

◆绿叶蔬菜、豆类、干果类、海产品等这类食物主要含有非血红素铁，人体吸收利用率不如前者高，但也不失为补铁的重要来源。

◆平时可多食用猕猴桃、柑橘、西蓝花等富含维生素C的食物。维生素C可以促进铁质的吸收，同时还能促进血红蛋白的生成。

◆别乱吃铁剂和一些保健品，食补没有改善再考虑遵医嘱使用其他补铁方式。

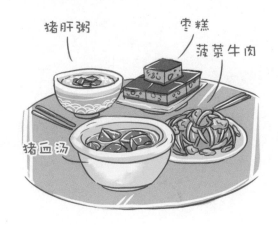

猪肝粥　　枣糕　　菠菜牛肉　　猪血汤

营养师推荐的补铁佳品

猪肝中含有丰富的血红素铁，容易被人体吸收利用，是补铁佳品。猪肝不宜食用过多，孕妈妈每周食用1~2次，每次50克即可。注意，猪肝一定要烹煮熟透后食用。

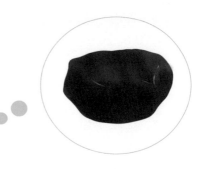

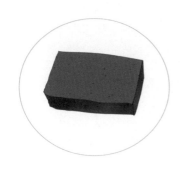

猪血中的铁含量也非常高，但食用时一定要注意处理干净。类似的鸡血、鸭血、羊血等含铁量都很高，而且价格便宜，容易购买，食用方便。

鸡蛋黄的含铁量不是特别高，但胜在原料易得，食用、保存都方便，而且鸡蛋黄还富含其他营养素，所以仍不失为孕期补铁的重要来源，孕妈妈可经常食用。

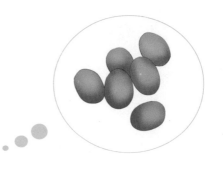

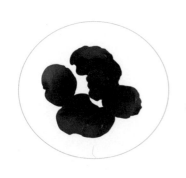

黑木耳中富含铁，且热量低，被誉为"素中之荤"，具有益气补血、润肺止血等功效，是补血的"良药"。黑木耳可以用来清炒、煲粥或炖汤，均营养美味。

小心腿上的"小蚯蚓"

"哈哈，自摸。""清一色。""我碰。"……一阵"噼里啪啦"的声音将我从梦中吵醒。唉，妈妈又在打麻将了。我的妈妈哪里都好，就是有个小毛病——爱打麻将。为此，爸爸都说过她好几次了，但妈妈总说："好不容易过年，架不住亲戚朋友们的热情，就玩一会儿。"好几次，我不是被憋醒，就是被吵醒，可妈妈打麻将的时候是听不到我的抗议的。

没过几天，妈妈就跟爸爸说觉得脚肿，而且小腿上有点静脉曲张，看着像一条条的蚯蚓，丑死了。虽然我不知道什么是蚯蚓，但看妈妈这么烦恼，蚯蚓肯定一点儿也不可爱。随即就听到爸爸说："肯定你最近经常打麻将导致的，也不看看现在肚子多大了，赶紧躺下来休息，我给你热敷一下。"

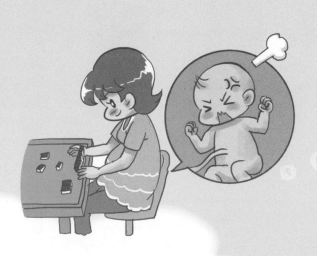

妈妈，现在我都六七个月大了，您一定要注意多休息，医生不是叮嘱过您不要总坐着不动嘛，所以，我们商量一下，暂时别打麻将好吗？而且您打麻将时，我总觉得憋得慌。

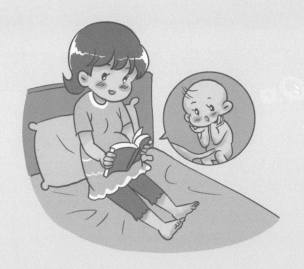

您可以给我讲故事啊，我可喜欢听您给我讲故事了，上次讲到蓝精灵打败了格格巫，回到森林里去了，后来又发生了什么有趣的事情呢？

医生写给妈妈的话

孕妈妈不宜将打麻将当作消遣。打麻将时，孕妈妈往往处于自主神经高度紧张的状态，加上打麻将的场所大多嘈杂、混乱，这些刺激将增加孕妈妈罹患疾病的危险，胎宝宝则会因供氧不足而发育不良，并对其大脑发育造成损害。而且孕妈妈长时间保持一种坐姿，容易引起便秘、痔疮、下肢静脉曲张和严重水肿，并且还有引起下肢血栓形成的危险。孕妈妈可以选择看书、听音乐、与朋友聊天等方式休闲。

我讨厌挤地铁

最近我总感觉"水房子"变小了，偶尔我还会被挤到、撞到。我想可能是我越长越大，"水房子"装不下了吧。

妈妈每天都要坐地铁上下班。之前我还没什么感觉，每天都和妈妈一起打个盹儿，再听听音乐，时间很快就过去了。但最近我觉得自己常常被晃来晃去，挤来挤去，而且周围的声音也越来越大了。之前听医生说，我的听力越来越好了，我还高兴呢，但这会儿觉得外面声音太嘈杂了！我感觉妈妈也挺难受的，有时候有人给她让座还好，多数时候我都是在"摇摇晃晃"的感受中度过的。这日子什么时候才结束啊！

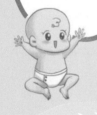

妈妈，我真的好讨厌挤地铁啊，睡不好也吃不香。您怎么不听爸爸的话，让他送您呢？坐爸爸的车多舒服。爸爸让您跟领导商量一下调整上下班时间，您还是跟领导说说吧。

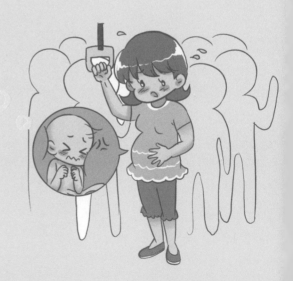

随着孕期的发展，孕妈妈的腹部越来越大，非常容易受到碰撞，伤害到胎儿。所以，孕妈妈平时生活起居、上下班、逛超市等都要多加注意。

◆孕妈妈尽量不要去拥挤的地方或者在上下班高峰时外出，否则腹部容易受到挤压碰撞，即使没有挤压到腹部，被急匆匆走过的人碰到，孕妈妈也有跌倒的危险。

◆乘坐公交车时，最好坐在汽车靠前的位置，这样能减轻颠簸，以免有意外发生。

◆乘坐出租车或私家车时，要系好安全带，身体尽量坐正，以免安全带滑落压到胎儿。

◆进出电梯、上下公交车、进出门口时，孕妈妈及同行的家人要特别注意别让人流和门挤到孕妈妈的腹部，同时不要抢行。

◆上下台阶、扶梯时，孕妈妈一定要走稳、站稳，谨防摔倒。

◆平时也要注意，少拿重物或从高处取物，过度弯腰、扭转等动作也应避免，防止碰撞到腹部或压到胎儿。

◆如果孕妈妈不小心受到碰撞，引起腹痛、出血等症状，一定要及时就医，遵医嘱采取保胎措施，并应多卧床休息。

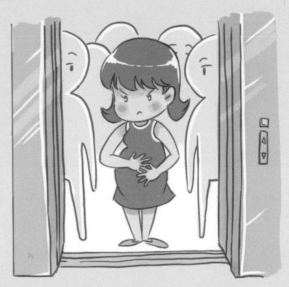

安全运动，改善血液循环

自从医生跟妈妈说让她适当运动以后，妈妈就一直在坚持，有时候是游泳，有时候是做孕妇操，还有的时候就是散步而已。当然，妈妈最喜欢的瑜伽也没有落下。

瑜伽

听爸爸说，妈妈在知道有我之前一直坚持练瑜伽，已经坚持练了好几年了。瑜伽我是不懂的，但是妈妈喜欢我就喜欢。之前，妈妈怕做瑜伽会影响我，还特意问过医生，医生说妈妈的情况完全可以每天练瑜伽。这样不仅自己的体质好，对宝宝也有益，利于顺产和产后恢复。别说，妈妈每次练瑜伽的时候，我也觉得好舒服呢，一摇一晃的，让人直想睡觉。

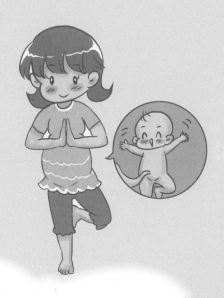

妈妈，您每次做瑜伽的时候我都感觉特别安心，好像整个世界都安静下来，只剩我和妈妈。我喜欢听音乐，如果妈妈每次做瑜伽的时候能放音乐，我就更喜欢啦。

游泳

妈妈可喜欢游泳了，每隔几天都会跟我念叨："好想去游泳啊！""今天真是个适合游泳的日子！"我听妈妈对爸爸说过游泳的感觉，跟我待在"水房子"里的感觉是一样的嘛！暖暖的，轻轻的，柔柔的，浑身都很舒服。医生说，游泳还可以改善妈妈水肿和腰酸背痛的情况呢，所以，我是绝对支持妈妈游泳的。不过，医生也说过让您多加小心，地面湿滑，行走时别摔倒了，您一定要记得医生的叮嘱哦。

孕妇体操

孕妇体操是妈妈在上"妈咪课堂"的时候学到的。当时，老师可是手把手教妈妈的哦。而且，爸爸也跟着学了一点，为了以后配合妈妈练习。爸爸还说："一个大男人练这个怪不好意思的，不过为了老婆和宝宝，豁出去了。"自从妈妈学会以后，每隔两三天都会练习一下，有时候不小心忘了，爸爸就会提醒妈妈，然后和妈妈一起练习。嘿嘿，爸爸其实也是很喜欢做孕妇体操的吧。

散步

"除了下雨天之外，我们一家人每天都要抽空去散散步，既可以消食又可以散心。"这是爸爸老早以前就和妈妈说过的，现在，我们一家人每天都在坚持着。我特别喜欢这个项目。散步时，爸爸和妈妈有说有笑，还会跟我聊天、说笑，大家都觉得好开心。我希望等我出生以后，也能继续一家人一起散步。

多多深呼吸，保持心态放松

"呼——，吸——，呼——，吸——"伴随着轻柔的音乐声，现在，我们一家人都在做深呼吸运动。为什么呢？这还得从妈妈上班说起。

今天，妈妈带我下班后，回到家就情绪不好，一会儿气呼呼的，一会儿又唉声叹气。

"咦，老婆，今天怎么回来这么早？怎么了，感觉情绪不太好？是出什么事了吗？"刚听到开门声，就听到爸爸的声音传过来。

妈妈立马就说："我那个客户也不知道怎么回事，一会儿让我去拿文件，一会儿又说不是这份文件，害我来来回回跑了五六趟，今天外面可冷了。明明不是我的错，呜呜。"

"好啦，老婆，别生气了。看我买了什么，你最喜欢的桃酥哦。今天温度是蛮低的，你要多穿点。对待客户的需求，你应该事先问清楚，或者跟领导说你大着肚子不适合去外面，让领导另外安排人，我想领导也会体谅的。别生气了，你生气咱宝贝儿可能也会害怕呢！"

就是就是，妈妈，我都感觉头顶一片乌云了，好可怕哦。

"老婆，我们一起来深呼吸吧。先坐好，我放点音乐。跟着我做，闭上眼睛，挺直腰背，先鼻子深吸一口气，吸——，然后再慢慢吐出，呼——。好，继续。"

不知不觉我也跟着做了起来，别说，真的感觉变轻松了。"水房子"里的"空气"都变得好多了呢。

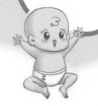

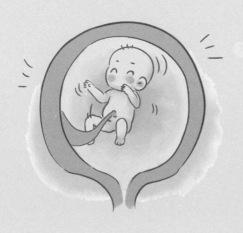

妈妈，您一定要少生气，平时多笑笑。每当您难过或是叹气的时候，"水房子"里也跟着阴沉沉的，憋得慌。可是，一旦你笑起来，"水房子"里就很舒服。

爸爸妈妈，我们要经常一起练习深呼吸哦，医生说这样不仅妈妈可以调适情绪，而且还能让我得到更多的氧气，对我的大脑发育也有帮助。

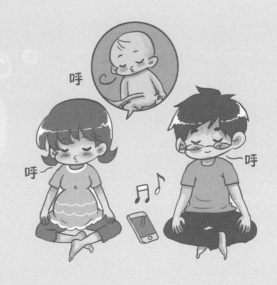

不吃"糖"，不做"糖妈妈"

从前几天和妈妈一起去检查后开始，这几天总听到"血糖""糖尿病""糖果""水果"这类的词。

"老公，我中午想吃糖醋排骨。"

"不可以，前天才吃过。虽然你血糖正常，但医生说现在正是血糖波动大的时候，还是要注意预防，不然血糖高了对你和宝宝都不好。你不是喜欢吃玉米嘛，我做玉米排骨汤给你吃，好不好？"爸爸边回答边洗玉米。

"好吧。那我吃完饭还想吃荔枝。"

"可以吃3颗，不能再多了。我上网查了，荔枝、桂圆和榴莲吃多了对血糖也不利。我知道老婆你爱吃这些水果，等以后宝宝出生了，你想吃多少，我都给你买。"

不一会儿就听到爸爸在厨房里做饭的声音。

听着妈妈"唉"的一声，我也跟着沮丧起来。我知道妈妈有多爱吃糖醋排骨，也听妈妈说过最爱吃荔枝，特别甜。但是，因为现在有了我，各个方面都要克制自己。

"别不高兴了，晚上我们去给你买新衣服，顺便也给宝宝买两件衣服。"爸爸安慰妈妈说。

"好啊！"妈妈欢快地应答，我也心情变好了。妈妈，咱们不说"糖"了，快来玩游戏吧！

"呀！老公，宝宝在踢我。一定是听到要给他买衣服，他也很高兴。"爸爸和妈妈都笑了起来。

妈妈，您不想做"糖妈妈"吧，也不想因为血糖高导致我变成低血糖宝宝吧，所以请您为了我们两个的健康克制一下，少吃含糖量高的食物吧。

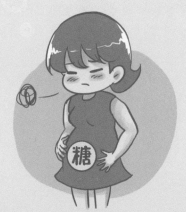

医生写给妈妈的话

孕24～28周，孕妈妈需要做妊娠期糖尿病筛查，监测血糖值，以便能够及时发现病症并进行治疗。

妊娠期糖尿病筛查的具体方法为：先检测空腹血糖；再将50克葡萄糖粉溶于200毫升白开水中，孕妈妈要在5分钟内喝完；1小时、2小时后再分别抽血检查。三项结果中，有任何一项的值达到或超过临界值，都需要进一步进行75克葡萄糖耐量检查，以明确孕妈妈是否有妊娠期糖尿病。

孕妈妈在做妊娠期糖尿病筛查时，需注意以下事项：

◆检查前3天，孕妈妈要确保正常饮食，不可人为控制糖分的摄入，以免掩盖真实情况。

◆检查需要先空腹8小时，检查当天早上不可以吃东西，也不能饮水。

◆喝葡萄糖粉时，要充分搅拌至糖粉完全溶于水之后再饮用，避免洒出来。

如果检查结果显示有妊娠期糖尿病，治疗一定要遵医嘱，全程监测，不能自行口服降糖药物，以免增加宝宝畸形的风险。

开始我的听力训练吧

医生说，我现在听力已经发育得很好了，爸爸妈妈可以经常给我做听力训练，这样我会记住爸爸妈妈的声音，出生以后也会更加聪明。

和妈妈说"悄悄话"

"宝宝，今天的天气真好，咱们一起去晒太阳吧！"唔，好，我喜欢暖洋洋的太阳。

"宝宝，隔壁张爷爷家的大狗生了好多小狗，毛茸茸的。可惜现在不可以养，等宝宝出生了，如果喜欢的话，咱们就养一只，好不好？"好呀，我要和小狗狗做朋友。

"宝宝，今天给你讲一个新故事吧。从前有一只小白兔，和兔妈妈生活在一起。冬天到了，兔妈妈要出去找食物，让小白兔自己在家。小白兔觉得一个人在家没意思，兔妈妈就想出堆个雪孩子陪它玩儿的办法……"

雪孩子真好。妈妈，我想睡觉了，希望梦里也有一个雪孩子。

听爸爸讲故事、唱歌

虽然我很喜欢妈妈的声音，可是爸爸低沉的嗓音也很迷人，我也好喜欢。我希望早上和妈妈说会儿话，或者听妈妈唱歌，晚上听爸爸给我讲故事，想想都觉得好幸福。

爸爸唱歌跟妈妈不一样，怎么说呢？妈妈唱歌时总是让人觉得开心，而爸爸唱歌时我就会觉得，今天一定会睡个好觉。每当我感觉玩得有点累，或是感觉有点不舒服，听到爸爸唱歌我就会安静下来，稳稳地睡过去。

爸爸还喜欢给我念诗。听妈妈说，爸爸以前追求她的时候最喜欢给妈妈写诗，当时妈妈就是被他的诗歌感动了。爸爸，以后也要多念诗给我听哦。

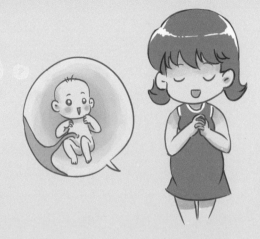

爸爸出差了，他说回来的时候会给我带玩具、漂亮的小衣服，还有故事书哦。爸爸还说要给妈妈买一件裙子，不知道是什么样子的。

医生写给妈妈的话

怀孕六七个月的时候，胎儿已经基本发育完全，声音感应神经系统也将完成发育，大脑有了一定的思考能力，对外界更加敏感。此时的胎儿已经具有一定的学习能力，成熟度也非常高了。准爸爸和孕妈妈可以常对胎宝宝进行语言胎教。多抚摸胎儿，和胎儿多说话，可以促进胎儿感觉系统、神经系统和大脑的发育。由于胎儿的活动和睡眠规律逐渐形成，胎教的时间最好也固定，比如下午或睡前等，以便于胎儿在时间上有一定的信息反映。

爸爸妈妈带我去听课

今天一大早，我刚刚睡醒，就听到妈妈说要和爸爸带我一起去听课。我知道妈妈说的是"妈咪课堂"，课上老师会教很多有用的知识，还可以认识新朋友，我可是非常期待的。

不知道过了多久，感觉妈妈到了上课的地方，一些细小的说话声伴随着轻柔的音乐传进来。只听到爸爸同妈妈说："人好多啊，听说今天讲课的老师是咱们产检医院的一位知名妇产科教授，咱们来听课，绝对不虚此行。"不一会儿，周围就安静下来，我听到一个声音温柔的阿姨在讲话。

"要多注意饮食营养，尤其是蛋白质、钙、铁、维生素的摄取，但也不能吃太多，不然到时候不好生产，宝宝太胖也不好。"妈妈记住了吗？爸爸也要多多督促妈妈哦！

"适当运动，瑜伽、游泳、孕妇体操、散步等，这些都可以根据喜好和身体情况进行。"嗯，妈妈喜欢游泳，也喜欢瑜伽，总是带着我一起做。

"多和胎宝宝说话，多抚摸胎宝宝……"爸爸妈妈每天都会跟我说话，有时候讲故事，有时候聊天，还会和我做游戏，我都很喜欢。

……

听着听着，我迷迷糊糊地睡着了。再次醒来，听到妈妈和其他孕妈妈在愉快地交流着。

"老婆，差不多可以回家了。下节课讲孕晚期的一些事情，还有生宝宝的准备事宜，到时候我还陪你来。"

爸爸陪妈妈参加孕妇课，既能学到知识又可以认识新朋友，妈妈变得更开朗了，我们都有很大的收获哦！

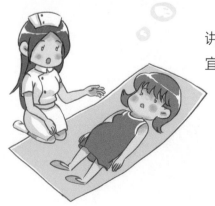

120

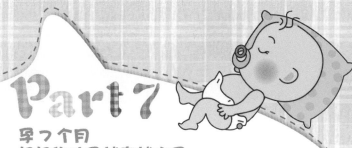

Part 7

孕7个月
妈妈的肚子越来越大了

爸爸说现在的妈妈走起路来就像企鹅，我知道，这是因为妈妈的肚子里还有个我，而且随着我的长大，妈妈的肚子也会越来越大。这种变化，让妈妈之前很容易做到的一些事情变得困难，所以爸爸要多帮妈妈。

阳光照进了我的"水房子"

医生说我的大脑正在迅速成长，已经越来越聪明了。而且，我能感觉到自己的动作越来越灵活了，偶尔还能看到亮亮的光。

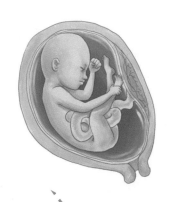

 第 25 周

→ 感觉自己长得好快，"水房子"越来越小了。

→ 医生说我现在大脑发育得很快，需要妈妈多补充DHA，多吃鱼。

→ 原来牛奶的味道是这样的，我好像也能尝到了。

→ 我的眼皮会动了。

 第 26 周

→ 妈妈，我的眼睛、嘴唇、鼻孔好像快长好了。

→ 我会呼气、吸气了，妈妈，您能听到我的心跳声吗？

→ 我喜欢爸爸妈妈的抚摸。

→ 一听音乐我就想"跳舞"。

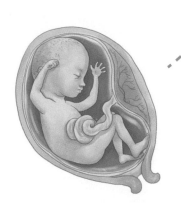

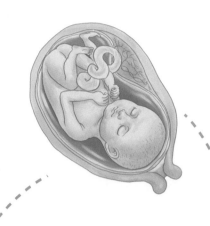

第 27 周

→ 感觉自己有点胖啊，医生说我已经差不多有34厘米长、900克重了。

→ 我会睁眼、闭眼了，有时候能看到亮亮的光照进房子里，是阳光吗？

→ 我长头发了，嘿嘿。

→ 刚刚我好像做了一个梦，不过，不记得梦到了什么。

第 28 周

→ 感觉自己的皮肤越来越光滑了，头发也越来越长了呢，将来我肯定是个漂亮的小宝宝。

→ 我真的好喜欢听妈妈讲故事，当然，有时候也想听爸爸念诗。

→ 我好像慢慢能控制自己的身体了，我喜欢动来动去，虽然"水房子"越来越小了。

→ 医生说，我大概有1000克重了。

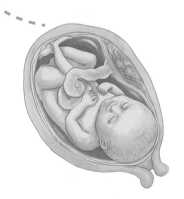

不要在我睡觉的时候打扰我

"宝宝，爸爸回来了，爸爸陪你玩，咱们做游戏好不好？你想听故事吗？爸爸讲给你听。从前，在大森林里，住着七个小矮人……"

爸爸真吵，人家现在只想睡觉啊，不想理你。

"宝宝？宝宝？老婆，宝宝是在睡觉吗？怎么不理我？"

"老公，你别用力摸，宝宝每天这个时候都要睡一觉的。差不多吃完晚饭，他才会醒来……"

听着爸爸妈妈聊天的声音，我又迷迷糊糊睡了过去……

不知道过了多久，等我再次醒来只觉得神清气爽。玩点什么好呢，跳舞？游泳？爸爸妈妈，你们在干什么呀？陪我玩会儿吧！周围好安静啊，我左敲敲，右踢踢，唉，都没人理我，那我先自己玩会儿吧！

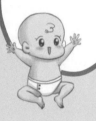

医生写给妈妈的话

这一阶段的胎宝宝，已经形成了自己的作息时间。醒着的时候，他会在自己的世界里好奇探索，或是跟爸爸妈妈玩。玩累了，他会安静下来并乖乖入睡。通过摸索胎宝宝的作息规律，孕妈妈和准爸爸可以每天适时地与他对话、互动，和他建立更亲密的关系。

妈妈，带我出门要小心

本来，妈妈说好今天休息，要和爸爸一起带我去游泳的，但是走着走着，我突然感觉到一阵剧烈的晃动，吓得我心"怦怦"地跳。

"老婆，你怎么样？有没有撞到？那群臭小子怎么在马路上玩球，太危险了！"爸爸着急的声音传来。

妈妈好半天才说话："没事没事，就是吓了一大跳，宝宝估计也吓到了，刚刚狠狠踹了我一下。"

"那今天咱们别去游泳了，回家休息休息。等过两天再去也不迟。"

"好吧。"

嗯，是要休息休息，我的小心脏还在"怦怦"乱跳呢。

"宝宝，没有被吓到吧，现在没事了。"妈妈一边温柔地对我说，一边用双手抚摸着我，我感觉好温暖，慢慢地我睡着了。

不知道过了多久，我被音乐声唤醒，是我爱听的音乐，我要运动一下啦，哈哈。

"宝宝在踢我，太好了。睡好几个小时了，真让人担心。"

"是啊，现在咱宝宝越来越大了，以后出门要特别小心了，别一个人出门啊，我没在的时候就叫上咱妈陪你一起去。"

经过今天的事情，妈妈以后出门千万要注意安全。不要去人多的地方，也不要一个人出门。

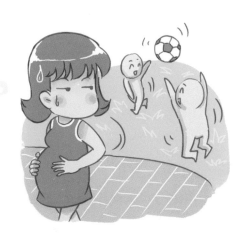

妈妈的饮食不能太单一

每次去看医生，他都会让妈妈注意饮食多样化，每种食物都吃一些。医生说，现在我正在快速发育中，只有补充均衡的营养，才能健康、聪明。

这可难倒了爸爸，毕竟爸爸每天都要想给妈妈做什么吃。每天都能听到爸爸跟妈妈谈论"吃"，比如："老婆，晚上想吃什么？""昨天吃了板栗排骨汤，今天吃豆腐炖鱼头吧。主食是吃小米粥还是馄饨？""油麦菜、西蓝花、丝瓜、红薯、胡萝卜，今天的蔬菜种类，想怎么做着吃？"……爸爸总是说，这辈子都没这么操心过吃的，但只要老婆吃得香，宝宝长得壮，一切都是值得的。

不过爸爸，您也不用太烦恼，医生不是给了您一些建议嘛，您根据这些建议来做，肯定会方便很多，也不会出错。

主食粗细搭配，每天吃4种

主食每天要吃4种，且要注意粗细搭配。大米、小米、黑米、糙米，可以任选2种，如黑米粥、大米饭；红豆、黑豆、青豆、绿豆等豆类可以任选1种，如红豆粥；荞麦面、玉米面、小麦面可任选1种，如玉米饼、荞麦面。

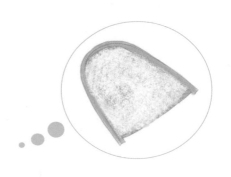

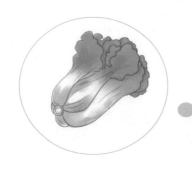

蔬菜每天至少吃4种

每天宜摄入蔬菜300~500克。其中，绿色蔬菜、黄色蔬菜、红色蔬菜、黑色蔬菜等有色蔬菜，营养更加丰富，宜多食用。

水果每天选2种

每天宜摄入新鲜水果100～200克，并注意多选择低糖水果，如樱桃、苹果、草莓。

肉类每天至少1种

猪肉、牛肉、鸡肉、鸭肉等肉类，每天宜摄入50～75克，以补充蛋白质、维生素和矿物质。也可以经常吃一些新鲜的水产品，如鱼肉、虾皮等。

蛋类、豆制品每天各1种

鸡蛋、鸭蛋、鹌鹑蛋、鹅蛋等蛋类每天可以选1种，做成蛋羹、蛋花汤或直接煮着吃都可以。豆腐、豆浆、豆皮等豆制品，每天宜摄入50～100克。

奶和奶制品不可缺少

奶和奶制品可以为孕妈妈提供蛋白质、钙质以及丰富的维生素。牛奶、羊奶、酸奶、奶酪等各种食品可根据喜好选择。

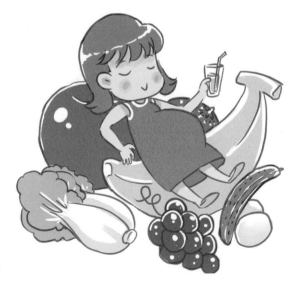

每天任选1种坚果

花生、腰果、核桃、葵花籽、开心果、榛子等坚果类食品，可每天选择一种食用。这类食品不仅有助于补充不饱和脂肪酸、维生素E、锌等营养素，还能促进食欲，预防便秘。不过不能吃太多，每天"一小把"的量就足够，以免引起消化不良。

吃对食物就能防止妈妈便秘

妈妈最近又在为拉"臭臭"烦恼了。刚刚妈妈带着我散步时路过医院，刚好医生说他有时间，妈妈就和医生聊了一会儿。妈妈说自己已经好几天没有拉"臭臭"了，医生问了妈妈最近吃了些什么、有没有做运动、睡眠作息是否正常等问题，妈妈都一一作答。

医生和妈妈谈了一会儿，对妈妈说："胎儿越来越大了，压迫到肠道，对排便多少都会有点影响。另外，你说最近基本上每天都在吃鱼，鱼对胎儿大脑发育是有好处，但天天吃，而且还总吃红烧鱼，是容易引起便秘的。"

"你可以多吃些蔬菜和水果。蔬菜和水果中含膳食纤维较多，可以改善便秘。鱼一周吃2~3次即可，尽量清蒸鱼或炖鱼汤。"医生给了妈妈一些建议。

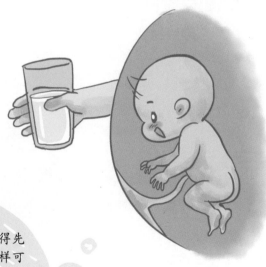

妈妈，每天早晨起床记得先喝一杯温开水哦，医生说这样可以促进肠道蠕动，加速"臭臭"排出。妈妈拉了"臭臭"，宝宝也觉得神清气爽呢！

营养师推荐的"解秘"食物

软化大便的食物，如红薯、胡萝卜、西红柿、香蕉、苹果、草莓、橘子等。这类食物都含有丰富的果胶，可以增强肠道内双歧杆菌等益生菌的活性，改善肠道环境。

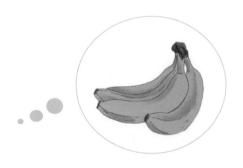

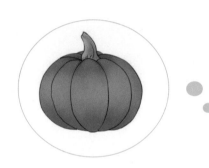

增加大便量的食物，如麦片、南瓜、土豆、白萝卜、包菜、西蓝花、紫菜等。这类食物都富含不能被肠道消化吸收的膳食纤维，可以增加大便量，从而刺激肠道，利于排便。

促进肠道运动的食物，如酸奶。酸奶中含有乳酸菌等益生菌，可活跃肠道，促进排便。酸奶中还含有丰富的钙质，孕妈妈可经常食用。

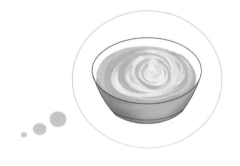

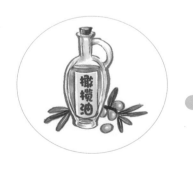

适当进食油脂，如橄榄油、芝麻油、菜籽油、玉米油等，有助于润滑肠道，减轻大便干燥的症状，还能补充不饱和脂肪酸。

现在跟妈妈见面还太早

今天一大早妈妈就和美美阿姨约好了要一起去逛街，刚开始我还蛮兴奋的，妈妈还说要帮我买一顶小帽子。可是，一整天下来，感觉一直在跟着妈妈走来走去，周围的声音很吵，我在"水房子"里还经常被挤到，也不能好好睡觉，真的好累啊！想跟妈妈抗议一下，可我实在是没有力气动了。

好在没多久，我就感觉稳定下来了，应该是妈妈坐下来休息了。妈妈跟美美阿姨说今天有点累了，下次再约。我感觉到有一只温暖的手摸过来，接着就听到美美阿姨的声音："小宝贝也累了吧？今天逛太久了，东西没买好的，下回我再陪你买。先休息一下，我叫个车，待会我先送你回去。"

"好。"妈妈有气无力地回应着。

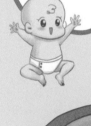

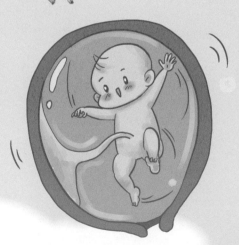

妈妈，虽然我很想快点与您和爸爸见面，但医生说，现在离我们正式见面还有一段时间，那就让我在"水房子"里再住一段时间吧。我希望以一个健康的状态与爸爸妈妈见面。

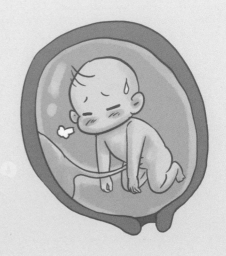

妈妈，平时您一定要多注意身体，不要太累了，该休息的时候就要休息。每次您累的时候我也觉得特别没精神，好害怕就这样离开妈妈。

医生写给妈妈的话

在妊娠期满28周，又未满37周出生的婴儿可被视为早产儿。早产宝宝身体的很多方面都尚未发育完全，且体重轻，生存能力和抵御疾病的能力都较弱。为了预防早产的发生，孕妈妈应密切关注身体的变化，充分休息，保证饮食营养，在日常生活中应特别注意不要刺激到腹部，防止宝宝提前"报到"。同时定期产检，预防并积极治疗妊娠并发症，避免因疾病因素引起早产。

妈妈变成了"萝卜腿"

"老公，最近我水肿越来越严重了，感觉两条腿都是肿的，像萝卜一样，好难受，手腕也是，又疼又肿。"

"我也发现了，看你最近都很容易疲劳，走路也走不了几步。赶紧躺下来休息一会儿，把腿放到靠垫上。我上网查了，说把腿抬高可以缓解水肿。我再去拿热毛巾给你敷敷，应该会好一些。"

怪不得妈妈最近总是喊累，原来都是"萝卜腿"闹的。

"老婆，中午我给你炖冬瓜老鸭汤吧，之前咱妈不是送了一只老鸭来嘛，我查过老鸭有消水肿的功效。"

"还有，上次我不是给你买了一双软底的布鞋吗，你总是嫌丑不穿，其实那双鞋非常舒服，我买的时候店家就说，很多孕妇都买了。"

"……唔，好吧，待会你帮我拿出来。"

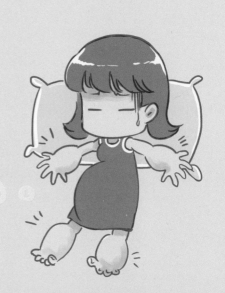

妈妈，您一定要听爸爸的话哦，把腿抬高，平时要多穿软底的布鞋。还有，别忘了一定要吃清淡一点，医生说过您的饮食要少盐。

医生写给妈妈的话

一般来说，当孕妈妈的体重每周增长超过500克以上，就应考虑是否存在妊娠水肿。这种水肿一般从脚踝开始，逐渐上升至小腿、大腿、腹部，甚至全身，使腿看起来像萝卜一样。水肿会让孕妈妈感觉相当疲惫，平时注意以下事项，有助于预防和缓解孕期水肿。

◆增加饮食中蛋白质的摄入，以提高血浆中白蛋白含量，改变胶体渗透压，才能将组织里的水分带回到血液中。

◆减少食盐及钠的摄入量，少吃过咸的食物，以减少体内的钠潴留。

◆孕妈妈应注意保持正常的作息、充足的睡眠，避免过度劳累、久站、久坐。

◆服装要宽松舒适，特别是裤子，更要宽松一些，鞋子要轻便柔软。

◆经常到户外散步，平时也可以常做孕妇体操、孕妇瑜伽等，适度的运动可以加速下肢血液循环。

◆睡觉时可以采取侧卧，适当将腿垫高，以加速血液循环。

预防妈妈肚子上的"条纹"

"老婆，都跟你说你没长妊娠纹了，不用每天都照镜子哦。再说了，肚子这么大了，你真的看得到么……"

"又不是长在你身上，你当然不担心啦，我可不想生完孩子以后都不能穿短衣短裙。赶紧帮我拍几张照片我看看。"

几声"咔嚓"声后，妈妈的声音传来："还好，还好，没有长。听说妊娠纹一旦长了就很难消下去，现在宝宝越来越大，我也感觉肚皮越来越紧，好担心啊。不行，还是要继续抹橄榄油按摩，医生不是说这样会有效果吗？"

"好吧，我来帮你。"爸爸一边回应着妈妈，一边帮妈妈按摩。

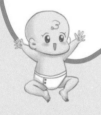

医生写给妈妈的话

妊娠纹一旦形成，几乎很难完全修复，因此尽早干预是预防或避免妊娠纹的重要手段。

◆控制体重增长，别让自己长得太胖。

◆多吃富含胶原蛋白、膳食纤维和维生素C的食物，这些营养素能增加细胞膜的通透性和皮肤弹性。

◆适度运动，增加腰腹部、臀部、乳房、大腿等部位的皮肤弹性，减轻或避免妊娠纹的生长。

◆适当按摩，按摩时配合防纹霜使用效果更佳。

让妈妈远离腰酸背痛

最近妈妈总是说身体哪儿哪儿都不舒服，尤其是腰背和腿部，医生说这是因为我越来越大的缘故，建议爸爸每天给妈妈按摩。

医生推荐的按摩妙方

按摩时，孕妈妈可以坐着，身体伏在桌上，用靠垫把头和胸腹部保护好，同时注意不能挤压到胎宝宝。

◆按揉腰背：将手掌掌根或拳面放在孕妈妈后背脊柱两侧肌肉的部位上，然后一圈圈转，不要太用力，注意手要按住肌肉施加一定压力，在相同的地方按揉数十秒后将手向下移一手掌宽，然后继续按，直至按揉到臀部以上。

◆按摩腹部：双手放在孕妈妈的上腹部，慢慢向左右呈"心形"扫向下半部，然后再重回到上半腹，整个动作重复5遍。

◆按摩上肢：一手托着孕妈妈的手腕，再用另一只手的手指轻轻按捏其手腕直至腋下；仍旧一手托着孕妈妈的手腕，另一只手上下不停地扫拨其手腕直至腋下；双手夹着孕妈妈的手臂，上下按摩其手腕直至腋下；轻轻按揉孕妈妈的每根手指。

◆按摩腿部：一只手轻握孕妈妈的膝盖，另一只手握住脚腕，按照关节运动的方向，将膝部反复蜷曲、伸直；一手托着孕妈妈的脚掌，用另一只手的手指轻轻按捏小腿直至大腿；双手夹着孕妈妈的脚部，上下按摩小腿直至大腿；轻轻按摩每根脚趾。

今天一起去 "森林浴" 吧

今天，妈妈说要带我去做一次"森林浴"，让我感受大自然的美景，这样可以让我和妈妈都有好心情。

"老婆，累不累？那边长凳我擦干净了，咱们先休息一会儿，喝点水。这里可真美，是不是？"

"嗯，确实美。这里的树真高，空气也很新鲜，还能听到小鸟的叫声呢。宝宝，你听到了吗？"

对，对，我就说刚才听到了一些从没听过的声音，可好听了，原来是小鸟在唱歌。

"哇，宝宝，看样子你很喜欢小鸟呢，动得可欢了，哈哈。那边有成片的海棠花，白色的、粉色的，看着特别美，宝宝，我们一起去看看吧。"

"唔，真香，宝宝闻到了吗？"

"老婆，别逗了。宝宝在肚子里怎么能看到？更闻不到啦，哈哈。"

"别乱说。宝宝会慢慢理解的，而且，医生说了，要用心描述，宝宝自然会感受到，是不是呀，宝宝？"妈妈反驳道。

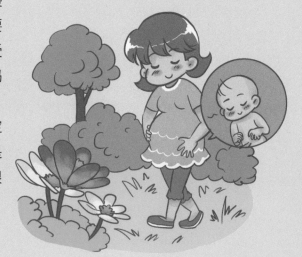

就是就是，谁说本宝宝看不到，也闻不到啦？我可是非常聪明的。而且我的感觉很灵敏，我现在就觉得很舒服，浑身轻飘飘的呢。

医生写给妈妈的话

进行"森林浴"的最佳时间是草木繁盛的春末到初秋时节。这段时间温度和湿度适宜，植物杀菌素会被大量释放出来，让人感觉心旷神怡。此外，一天之中上午8：00～10：00是较为适宜进行"森林浴"的时间。进行"森林浴"时，孕妈妈要保持内心平和，一边呼吸新鲜空气，一边给胎宝宝描述自己所看到的景物，路边的花草、树木、蝴蝶、小鸟等，都是与胎宝宝对话的素材。

观赏大自然的优美景色的同时，把内心感受描述给胎宝宝听，也是美育胎教的一部分。美育胎教可以培养胎宝宝对美的欣赏能力，为他日后创造美的能力打下基础。孕妈妈可以经常去附近公园的小森林里散散步，去植物园看看花，将美尽收眼底，胎宝宝也会被熏陶、感染。平时，还可以多去博物馆，或是看艺术展览。孕妈妈心中要对眼前的"美"有一个概念，才能将对美的理解和对美的情绪传递给胎宝宝。

妈妈开心，我就开心

　　每次和妈妈一起去医生那里，医生都会告诉妈妈，一定要保持乐观的情绪，遇到不开心的事情要学会排解，这样，我也会拥有更好的生长环境。怪不得呢，每次妈妈开心的时候，我就开心；妈妈难过的时候，我也会觉得没精神。

妈妈要多笑笑

　　我的妈妈是个爱笑的妈妈，爸爸说妈妈笑起来就像天使，让人觉得一切烦恼都消失了。妈妈有两句经典的"名言"："微笑是最好的通行证"和"笑一笑，没什么大不了的"。我想，这以后也会成为我的座右铭吧。

　　当然，妈妈偶尔也会有小烦恼，爸爸说这是"孕妇专属"。每次妈妈不高兴或生气的时候，爸爸都会第一时间安慰她，有时候是给妈妈做一顿饭，有时候会送妈妈一个小礼物，有时候是给妈妈按摩之类的，妈妈的心情很快就会好起来。

爸爸要多陪伴妈妈

　　我的爸爸是个好爸爸，每天无论多忙，下班回来都会陪我玩，给我讲故事。上班时，也会抽空给妈妈打电话，问妈妈和我的情况。不过，爸爸还是太忙了。医生说我现在越来越大了，要妈妈多注意，出门也要多加小心，也反复叮嘱过爸爸，要多陪伴、体贴妈妈。爸爸说他已经跟领导申请了，最近半年都不出差，也少加班，理由是"老婆要生了，得多照顾老婆"。这样爸爸陪我的时间就多了，我和妈妈都很高兴。

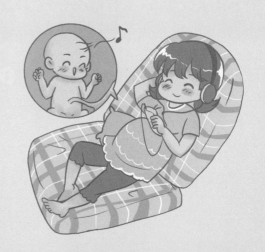

妈妈，我很喜欢听音乐，不仅因为音乐好听，也因为妈妈喜欢听。妈妈听音乐的时候心情就会比较放松，我觉得呼吸都顺畅多了。

医生写给妈妈的话

孕妈妈的不良情绪对自身健康和胎儿健康都有影响，应注意自我调节。

◆ 情绪低落时多想想让自己感到幸福和快乐的事。

◆ 做一些让自己感到快乐的休闲活动，比如看喜剧、听音乐、阅读、冥想等。

◆ 早晚去户外散散步，看一看蓝天绿树，呼吸一下新鲜空气，这些都能让孕妈妈的心情变得舒畅。

◆ 多了解一些分娩知识，可以帮助孕妈妈减轻心理压力，解除思想负担。

◆ 准备宝宝用品有助于分散注意力，调节不良情绪。

我想要一间漂亮的婴儿房

"每个小宝贝都是爸爸妈妈的小天使，今天就和我们一起看看婴儿房的布置技巧，为我们的小宝贝打造一个温馨又可爱的小房间吧！"妈妈又在听《怀孕之声》中的孕产知识了。婴儿房到底该怎样布置呢？

婴儿房的布置

◆首先，宝宝的房间朝向要好，最好是坐北朝南，通风良好，光线充足。

◆房间的颜色应使用环保材料上色，可以用黄色、橙色、淡绿色、淡蓝色等颜色来点缀，或贴类似颜色的墙纸。

◆婴儿出生后，会有大量时间望着天花板，因此，天花板也要涂上鲜艳的颜色，并将它设计得独特一些，如悬挂一盏牢固的、镶有不同颜色吊坠的灯。

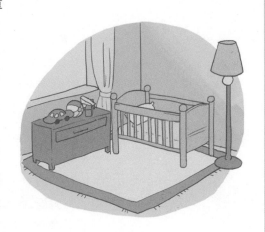

◆婴儿床不要放在靠窗的地方；婴儿床应有护栏，防止婴儿摔下去；床的配件应牢固，花纹和雕饰要尽量少，以免伤到婴儿。

◆婴儿床边还可以放个沙发，大人照顾宝宝累了的时候可以有个休息的地方。

◆婴儿房可以准备一些小玩具，但家具和玩具的摆放位置应合理；屋内可以摆放地毯，但应注意防滑。

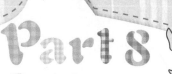

Part 8

孕8个月
妈妈辛苦并快乐着

　　从本月开始，妈妈就进入了医生口中所说的孕晚期。这个月的我会抓紧一切时间为出生做准备；而妈妈会因为我的长大，再次历经身体上的"考验"，例如胃灼热、心慌气短等，让妈妈很辛苦，但好在再过一段时间，我们就能见面了。

我看起来已经像个新生儿了

现在的我已经是8个月的胎宝宝了，看起来更像是一个新生儿，只要再耐心等待一段时间就可以跟爸爸妈妈见面了。在此期间，我会更努力地生长，但妈妈也会付出更多的辛苦。

 第 29 周

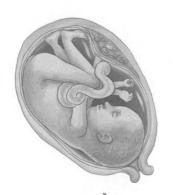

→ 我的小脑袋和身体已经成比例了。

→ 还在长胖，越来越像新生儿。

→ 眼睛能在眼眶里转动。

→ 学会了对呼吸和体温的控制。

 第 30 周

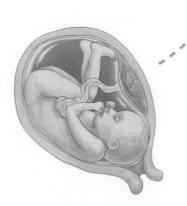

→ 现在的我已经长到37厘米左右了。

→ 大脑在迅速地发育，所以头部还在变大。

→ 太大的声音会令我受到惊吓。

→ 我已经扭转身体，把头朝向下方了。

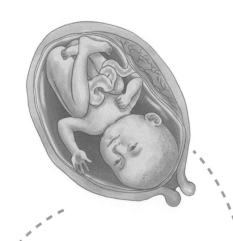

 第 31 周

→ 体重继续增加，所以"水房子"变得有些拥挤。

→ 现在的我，皮肤变光滑了很多。

→ 胳膊和腿也变得丰满起来。

→ 我的呼吸系统和消化系统已经基本发育成熟。

 第 32 周

→ 这一周我的脚指甲全长出来了。

→ 相比之前，我的皮肤变得透明，还有些淡粉色。

→ 狭小的"水房子"已经不允许我像以前一样爱动。

→ 我每天大部分的时间都在睡眠中度过。

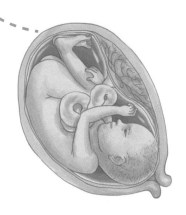

妈妈，我挤到你的胃了

逐渐长大的我，感觉"水房子"越来越小了，我几乎不能再像以前那样灵活地做运动，而妈妈身体所承受的负担也越来越重，因为我时常能听到妈妈说感觉自己很劳累，而且还常常有"烧心"的感觉，妈妈您真是辛苦了。

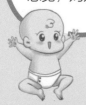

胃部不舒服怎么办？

之前医生和妈妈说过，胃部灼热感，也就是俗语所说的"烧心"，妈妈之所以会有这种感觉，是因为我逐渐长大，随之变大的子宫会压迫妈妈的胃部，导致胃酸倒流到食管。且有时这种症状会随着妈妈站立、起身等姿势的变化而加剧。但采取正确的防治方法，就能有效缓解胃部的不适。下面就来看看如何缓解胃部不适吧！

◆妈妈要注意日常饮食，坚持少食多餐，避免饮食过饱，同时要少吃容易产生气体的食物，如红薯、南瓜等，避免产生胃胀，引起胃酸倒流。

◆要多喝水，水分能稀释胃液，也可以适当吃一些碱性食物，如茄子、烤馍等，达到中和胃酸、缓解症状的作用。

◆饭后立即躺下，容易使胃酸反流到食管，因此饭后妈妈应尽量先坐着或者站一会儿，待食物进入胃部底层后再躺下。睡觉时可以将上半身和头部垫高，能防止胃酸倒流。

◆松弛的括约肌会让胃部的酸性食物倒流进食管，肥胖则会让括约肌的功能变得更弱，所以妈妈要在孕期控制体重，不要过度肥胖。

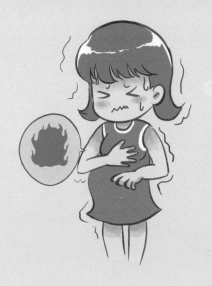

昨天我听到爸爸在开妈妈的玩笑，说妈妈走路像企鹅，其实我知道这是因为妈妈肚子里有我这个小家伙造成的，而且我每长大一点点，妈妈就要更辛苦几分。

最近妈妈总是说她"烧心"，尤其是在躺下休息的时候，虽然我不知道妈妈不舒服的具体感觉是什么，但妈妈总是这样我会心疼，希望医生的建议可以让妈妈不再这么难受。

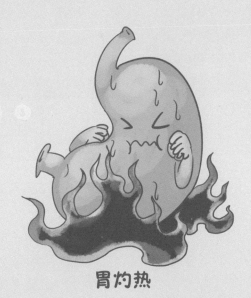

胃灼热

不能缺少的营养素

这段时间，我需要更多的营养才能满足长身体的需求。妈妈您可能纳闷自己最近为什么总想吃东西，那是我在向您"发送信号"，只有您多吃一些，我才能多吸收一些呀！

妈妈应该吃的食物

如果蛋白质摄入严重不足，很有可能导致妊娠期高血压疾病（以下简称妊高征）的发生，所以孕妈妈应注意优质蛋白的摄入，例如瘦肉、蛋类、豆类及豆制品等食物可以适当多吃一些。

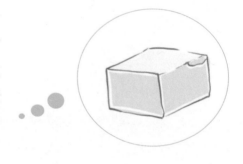

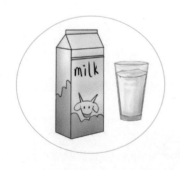

钙能促进胎宝宝骨骼和牙齿的发育，铁是构成人体必不可少的元素之一，在孕晚期孕妈妈需要继续补充钙和铁。所以富含钙和铁的食物，孕妈妈要多吃一些。

孕晚期如果缺乏铜元素，会使胎膜的弹性降低，容易造成胎膜早破而早产。食补是补充铜的好方法，因此孕妈妈可以适当多吃海米、核桃、花生、芝麻酱等铜含量丰富的食物。

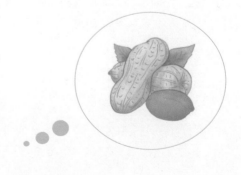

妈妈总是感觉心慌气短

"果果，是不是因为你长大了，妈妈要承受的重量多了，所以常常觉得累，而且还总是气短呢？"妈妈，当您感觉累的时候，可以坐下来多休息休息，千万不要逞强哦。

"我还是给美美阿姨打个电话，她是'过来人'，应该知道怎么办。"对对对，妈妈可以向美美阿姨"求助"，她肯定有办法。

"喂，美美呀，你在忙吗？我最近总是感觉心慌，随便动一下就要大口喘粗气，总之就是力不从心、心慌气短。这是怎么回事呀？"

"你的这个问题我怀孕的时候也碰到过，这是正常现象，你别太紧张，我手机里还保存着当时我从别的妈妈那里收集的应对措施的资料，等下我发给你，你可以按照上面说的做，就能缓解。"

"好的，还是'过来人'经验丰富，那我就坐等收消息。谢谢了，再见！"

孕期心慌气短如何解决？

孕晚期，孕妈妈体内的血容量会增加很多，心脏的负担也会加重，人体就会通过深呼吸、加快呼吸来获得充足的氧气，所以孕妈妈会出现心慌气短的感觉。那么这种情况如何解决呢？

◆当孕妈妈出现心慌气短的感觉时，可以稍微休息一下或者侧卧静躺一下，但不要仰卧，以免发生仰卧位低血压综合征。

◆如果孕妈妈有孕期贫血，也会引起心慌，因此建议孕妈妈适当吃一些具有补铁功效的食物，或者在医生的指导下口服补铁制剂。

肚子痛可不是一件小事

　　这两天，妈妈夜里总是会感觉轻微腹痛，到了白天情况就会好一些，妈妈很担心，我也有一点怕怕的。每次妈妈腹痛时，我的"水房子"都会时不时收缩一下，我好怕就这么把我挤出去了，我还不想这么快离开温暖的"水房子"。

　　"不用担心，你这是假性宫缩引起的生理性腹痛。"我刚睡醒就听到这么一句话。"到了孕晚期，夜间休息时，可因假性宫缩引起下腹轻微疼痛，一般持续时间不定，间歇时间长且不规律，宫缩强度不会逐渐增强，不伴下坠感，白天症状缓解，这是正常的，你没有其他危险征兆，所以不用担心，多休息就好了。此外，增大的子宫可引起肋骨钝痛，也不需要特殊治疗，你只需要采取左侧卧位就能缓解。有时胎动后也会引起腹部局部疼痛或不适，但胎动结束后几秒钟或数十秒钟就可缓解，你就忍一忍吧。"

　　原来是妈妈在咨询医生，听了医生的话，我和妈妈都松了一口气。

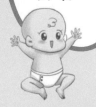

　　夜里，我正在熟睡，突然感觉"水房子"收缩了一下，虽然没有挤疼我，但这种感觉还是让我有点不舒服，妈妈也觉得难受，不过休息了一会儿之后就好了。

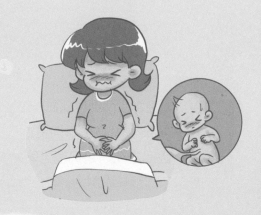

我听到爸爸的声音传来："幸好没有阴道出血和其他症状，应该问题不大。不过肚子痛终究不是小事，明天还是去医院看看吧。"

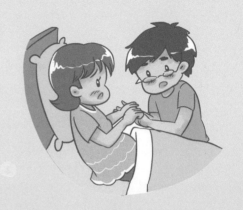

医生写给妈妈的话

如果是胎盘早剥所产生的疼痛，通常是剧烈的下腹部撕裂疼痛，且多伴有阴道出血。如果是先兆子宫破裂，孕妇通常会忽然感觉到下腹部持续剧痛，极度不安，并出现面色潮红、呼吸急促等现象。出现这些情况应及时到医院就诊，切不可拖延。

让人害怕的妊高征

今天，我又从医生的口中听到了"妊高征"这个词。最近几个月我听了很多关于妊高征的知识，现在本宝宝精力充沛，就让我来当一当小老师，给大家讲讲吧。

妊高征其实就是妊娠期高血压疾病的简称。听医生说，妊娠中晚期是妊高征的多发期，妈妈一定要小心预防。妊高征的临床表现为高血压、蛋白尿、水肿等，严重的还会出现头痛、头晕、视力模糊、上腹痛等。患有妊高征的孕妈妈如果血压控制得不好是十分危险的，可能发展为先兆子痫、胎盘早期剥离，甚至会早产。而妊高征治疗起来较为困难，因此预防也是很重要的。

说起妊高征的预防，本宝宝可是有发言权的，我从医生那里听到不少，又跟随妈妈上了好几节"妈咪课堂"，理论知识学习得很扎实。而且妈妈在控制血压方面一直做得比较好，可以说本宝宝掌握的知识都是经过了实践检验的，现在就让我来传授"经验"吧。

注意监测血压

孕妈妈平时在家要自行监测血压，可每天早晚各量一次，并做好记录。妈妈一直有下肢水肿的症状，每次检查医生都和她强调要注意监测血压，于是爸爸特地买回来一个血压计，妈妈每天早晚都各量一次血压，并仔细记录下来。虽然

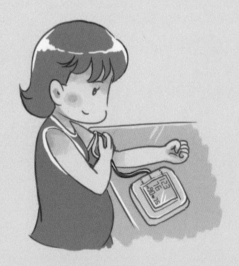

有时觉得有点麻烦，但为了我们两个人的健康，妈妈坚持了下来。

注意饮食

日常饮食要科学、营养，注意补充足够的优质蛋白质、钙、铁、维生素等营养素。妈妈现在吃禽类、鱼肉、蛋类、豆制品、新鲜蔬果、低脂牛奶、植物油比较多。因为盐会加重水肿，所以妈妈也一直控制着盐的摄入量。管住自己嘴的同时，妈妈也收获了健康。

其他的日常保健事项

除了监测血压和注意饮食外，还有下面这些事项要注意哦！

◆孕妈妈要多休息，避免过度劳累。一直以来妈妈都保持规律的作息，保证了充足的睡眠，这里要表扬一下。

◆睡觉时可以多采用左侧卧的睡姿，以利于血液循环，帮助保持血压稳定。

◆除非医生要求绝对卧床保胎，否则孕妈妈可以做一些轻度的运动，如散步和简单的家务。妈妈每天都带着我一起散步，还经常练瑜伽哦。

◆孕妈妈平时要放松心情，尽量避免紧张、焦虑、发怒的情绪，防止血压上升。妈妈都是通过听喜爱的音乐，与爸爸和亲友聊天，学习孕产知识这些方式来让自己放松的。

医生写给妈妈的话

一旦被确诊为妊高征，孕妈妈也不要太过担忧，一般轻度的患者严格按上述方法处理，病情多可缓解。病情较严重的应严格遵医嘱进行调养，并进行必要的治疗，防止子痫等并发症的发生。

在医生的指导下纠正胎位

最近一次产检，医生说妈妈"胎位不正"。我一直稳稳地坐在妈妈肚子里啊，怎么会"胎位不正"呢？原来，这个时候我应该已经头朝下、屁屁朝上才对，这样妈妈到分娩时才能把我顺利地生出来，而我现在屁屁朝下的坐姿会给妈妈的正常生产带来困难。

医生说："如果发现胎位不正，最好在孕30周到孕34周及时纠正。我现在介绍膝胸卧位纠正胎位法：先排空膀胱，松解裤带，然后跪在垫子上或者床上，两膝着地，大腿与地面垂直，身体俯向地面，胸部轻轻贴在垫子上，尽量抬高臀部，双手伸直或叠放于脸下都可以。每天做2次，每次约15分钟。做这个动作的时候要有家人在身边陪伴。"

同时医生还提醒妈妈："你现在处于孕30周，是纠正胎位的最佳时间，一般按照这个方法连续做1周有很大把握将胎位正过来，你到时候再过来检查一下，看看胎位纠正情况怎么样。不用太着急，胎位不正不会影响宝宝健康，所以不要擅自进行一些纠正胎位的方法。"

孕30周左右时，妈妈要去医院确认我的胎位是否正常，如果胎位不正，要根据医生的指导及时纠正。

回到家，妈妈就按医生的叮嘱每天坚持做2次膝胸卧位的纠正胎位动作，我也配合妈妈努力地把自己转过来，果然1周后检查发现胎位正常了，我和妈妈都高兴极了。

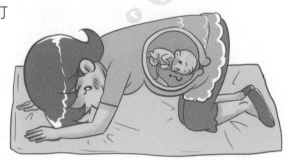

接下来的检查会有些频繁

闻到熟悉的消毒水味道，听到医生和护士的声音，我就知道妈妈肯定是来医院做产检了。自从孕周满 28 周以后，妈妈的产检就变得频繁起来，由原来每月检查一次变成每 2 周检查一次。医生还说，到孕 36 周以后，妈妈得每周来检查一次。

我听到护士阿姨对妈妈说："这张表上记录了孕晚期的产检时间和项目安排，虽然产检变得频繁了，但产检的基本项目没有明显变化，只是更加关注妊娠期糖尿病、妊娠期高血压疾病等高危因素，你可以看看。"以下就是表的内容。

产检周数	常规检查及保健	备查项目
28~31周$^{+6}$	血压、体重、宫底高度、腹围、胎心率、胎位；产科B型超声检查；血常规、尿常规	B型超声检查测量宫颈长度；宫颈阴道分泌物FFH检测
32~36周$^{+6}$	血压、体重、宫底高度、腹围、胎心率、胎位；血常规、尿常规	GBS筛查（35~37周）；肝功能、血清胆汁酸检测（32~34周，怀疑ICP孕妇）；NST检查（34周开始）；心电图复查（高危者）
37~41周$^{+6}$	血压、体重、宫底高度、腹围、胎心率、胎位；宫颈检查（Bishop评分）；血常规、尿常规；NST（无应激试验）检查	产科B型超声检查；评估分娩方式

我和妈妈做游戏

今天，我正在妈妈的肚子里自由地伸展着，突然听到妈妈叫我："果果，和妈妈一起来做游戏吧。"我在心里回答：好啊好啊，我最喜欢和妈妈玩游戏了。

妈妈说完就开始轻轻抚摸我刚才踢到的位置，我高兴地踢了妈妈的手一下。感受到我的回应，妈妈笑着说："果果很兴奋呢，喜欢和妈妈做游戏对吗？"边说边轻拍刚才的部位，我又踢了一下妈妈的手所在的位置表示同意，妈妈笑得更开心了。

过了一两分钟，妈妈又用手在另一个部位拍了拍，机智的我跟着转移方向，用小拳头顶了顶妈妈的手，妈妈高兴地说："果果反应真快呢。"我心想：可不是嘛，爸爸妈妈经常和我做游戏，我的动作当然灵敏啦，而且我在"妈咪课堂"上也听老师说了，常做这样的游戏，出生后，我的坐、立、行也会比一般宝宝学得快，性格也会更加活泼。

这时爸爸也加入进来了，爸爸在妈妈的肚皮上轻轻地左拍拍，右拍拍，我在心里大喊：爸爸，慢一点儿，我的"水房子"现在越来越小了，我动不了那么快呢。还好妈妈和我有"心灵感应"，让爸爸放慢了动作，我又可以愉快地游戏了。

玩了几分钟，我有点累了，妈妈关切地说："果果玩累了吧，和妈妈一起休息吧，咱们明天再玩。"我默默地道了声"晚安"，满足地睡了。

> 我喜欢傍晚和睡前听轻快的乐曲，妈妈同我一边说话，一边做游戏。每次玩几分钟就可以了，不然我会很兴奋，会影响到妈妈的休息哦。

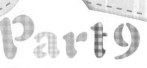

Part9

孕9个月
我跟妈妈一起加油

是因为快要跟我见面的原因吗？最近一段时间妈妈总是很紧张。您是在担心我的健康，还是在害怕生产？放轻松，不光是爸爸在陪着您，我也会跟妈妈一起加油，如果还是觉得有些担心，妈妈可以去医生那里听取一些建议。

我已经做好了出生的准备

亲爱的妈妈，现在的我已经基本做好了和您见面的准备，此时此刻，我能感觉到您紧张的心情，别怕，我们一起加油吧！

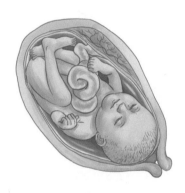

 第 33 周

→ 我发现我的皮肤正逐渐变得粉嫩。

→ 我的手指甲和脚指甲也正在慢慢地变硬。

→ 我已经不能变换位置了，只能安静地等待出生。

→ 现在的我头骨变得很软，我想应该是为出生做准备吧！

 第 34 周

→ 现在的我已经完全习惯了脑袋朝下的姿势。

→ 我能感觉到，我的身体依然在快速地生长发育。

→ 无聊的时候，我会玩一玩那根长长的带子。

→ 好想念以前在"水房子"里游泳的日子啊，可现在我却只能乖乖待着。

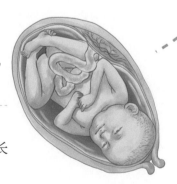

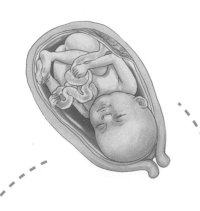

 第 35 周

→ 今天一觉醒来，感觉自己的身体又大了一圈呢。

→ 吮吸手指头的时候，感觉指甲的硬度也提升了。

→ 我的小胳膊、小腿开始变得胖乎乎的，好可爱。

→ 一颗小心脏"怦怦怦"地跳着，我想我是太激动了。

 第 36 周

→ 咦？我的胎毛好像在逐渐消退。

→ 皮肤开始有了光泽，我想将来的我一定很漂亮吧！

→ 不知不觉中，我的指甲已经长到手指和脚趾的顶端了。

→ 我的"水房子"真是越来越拥挤了，但我知道现在还不能出去。

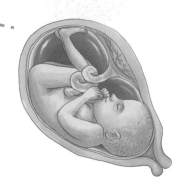

有助于我顺利出生的食物

妈妈，听医生说，在我即将和您见面之际，如果您能吃一些对我的出生有帮助的食物，那就再好不过啦。

医生推荐的能促进顺利分娩的食物

牡蛎含有很多锌元素，能提高孕妈妈子宫内有关酶的活性，促进子宫平滑肌的收缩，从而帮助胎儿顺利分娩出子宫，减轻疼痛。

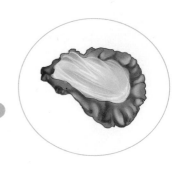

猪肝富含多种B族维生素，如维生素B_1、维生素B_2、维生素B_6、维生素B_{12}等，这些营养素能帮助孕妈妈保持良好的食欲，增强肌肉力量，加快子宫收缩，避免胎儿产出的时间过长。

牛奶含有丰富的优质蛋白质，孕妈妈每天睡前可以喝一杯温热的牛奶，有助于为分娩储备充沛的能量，同时还能促进睡眠，缓解分娩前的压力。

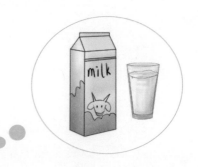

越来越大的我会让妈妈历经疼痛

"医生，最近我总感觉耻骨有些疼痛，这是正常的吗？"妈妈的语气里带有一些担心。

"这个阶段胎宝宝发育得已经足够大了，你的耻骨难以承受那么重的负担，会产生不同程度的分离，所以会疼。"医生回答说。

"哦哦，是这样啊……我知道了，谢谢医生。"

一大早，我还在"水房子"里睡着，就听到了这样一段对话。虽然妈妈并没有怪我的意思，但是我心里很过意不去，我知道妈妈为了我付出了很多，以后我一定要做一个乖孩子。

医生写给妈妈的话

对于孕晚期出现耻骨联合疼痛的孕妈妈来说，如果程度较轻，可以通过日常生活中的悉心护理加以改善；如果疼痛较重，建议去医院检查，并采取应对措施。以下几项有助于改善孕晚期耻骨疼痛：

◆ 多休息，动作幅度要尽量小，避免疼痛加剧。

◆ 在睡觉时宜采取左侧卧位，可以在双腿中间放一个枕头，帮助减轻疼痛感。

◆ 孕妈妈可以准备一个冰袋，冷敷于耻骨疼痛区域，每次敷5分钟左右即可有效缓解疼痛。

"水房子"里好像漏"水"了

前两天，妈妈在孕妈群里和别的阿姨聊天时得知，一个怀孕38周的阿姨因为羊水早破所以提前分娩了，好在母子平安。

妈妈听到这个消息也担心起来，毕竟距离我"破壳而出"的时间越来越近，妈妈担心现在发生羊水早破造成我早产，于是今天产检时就详细地向医生咨询了这个问题。

医生告诉妈妈："一般只有在临近分娩时，羊水才会流出，你注意按时进行产检，然后不要进行剧烈活动，不要让自己过于劳累，每天保持愉快的心情，也不用忧心羊水早破的问题。此外，生活中要特别提防意外的发生，走路时要一步步走稳，小心别跌倒，特别是上下楼梯时更要注意，也不要提重东西和长时间在路上颠簸，更不要进行性生活。根据检查结果来看，你的身体情况和宝宝的发育状况都很好，不用特别担心，保持好的心情很重要。"

妈妈终于放心了，我原本也有点担心如果"水房子"里漏"水"了，我不得不提早报到，现在看来我还能在我的"单人间"里安稳地住一段时间。

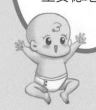

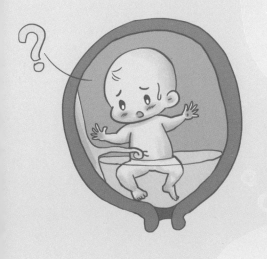

我正睡得迷迷糊糊，突然感觉身上有点干，我睁开惺忪的睡眼，看了看周围，惊讶地发现"水房子"里好像漏"水"了，周围的"水"变少了。这到底怎么回事？妈妈！我好害怕呀……

这时我听到爸爸温柔的呼唤声："果果，爸爸回来了。"我突然惊醒，原来只是一场梦，我还是被"水房子"里的水包围着，大概是最近关于"羊水早破"听得太多了，让我"日有所思，夜有所梦"了吧。

可是妈妈好像根本没发现异常，还在专心地听着孕产知识的音频："羊水一般是无色透明的，没有异味，量比较大，流出时不能通过收缩阴道停止……"妈妈怎么会完全感觉不到呢？

适当练习有助于顺产的运动

今天妈妈又带我去美美阿姨家玩了，说是去玩，其实是向她讨教一些运动方法，好让我能顺利和爸爸妈妈见面，嘻嘻。美美阿姨教得很认真，也很详细，我都记住了呢！

有助于顺产的运动

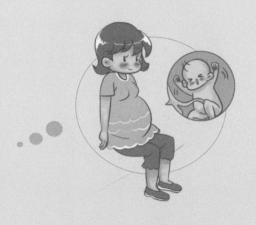

在墙边站立，双脚分开，与肩同宽，靠着墙慢慢下滑身体，直到坐下为止。这个动作保持数秒，然后再上滑至站立。如此上下滑动，反复进行10次。

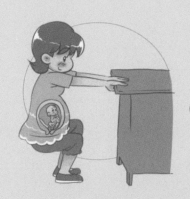

双手扶住桌子，双脚分开，与肩同宽，然后把膝盖慢慢弯曲，将骨盆下移，就像扎马步一样，坚持数秒，再慢慢站立起身即可。

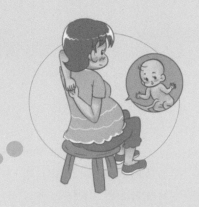

坐在椅子上，双脚分开，与肩同宽，左手向后脑勺方向弯曲，右手向腰部上方弯曲，把双手尽量扣到一起，以此来拉伸背部的肌肉。

今天妈妈带着我，在美美阿姨的指导下做了这几项运动，我的四肢好像也得到了舒展，没有之前那么紧张了。不过，这还没结束呢，只听美美阿姨继续说道：

"除了做这些运动以外，呼吸也是很重要的一个方面哦，你知道吗？"

"呼吸？怎么呼吸呀？"妈妈有些困惑地问。

"这个嘛，也有很多，我就先教你两个简单的吧！"

嘻嘻，原来，还要教呼吸呢，瞬间觉得美美阿姨真是一个"全能阿姨"！

"我们先学习腹式呼吸吧。平躺下来，让你的双腿稍微弯曲，然后用鼻子深呼吸，随着吸气，把你的腹部隆起，肺部保持不动，然后慢慢呼出，使腹部渐渐变小，这样一次呼吸就完成啦！腹式呼吸运动每天早晚各做10次就可以很好地松弛腹部的肌肉，减轻分娩时的痛苦哦。"美美阿姨一边说，一边指导妈妈。

"好的，我记住啦！下一个是什么呢？"

"嗯，除了腹式呼吸，你还可以练一练闭气运动，可以加强你的腹压，让果果到时候能更快出来哦！"

咦？真的吗？这是一项很实用的运动呢，我心里暗自窃喜着。

"哇，那太好啦，你赶紧教我吧！"妈妈也积极回应着。

"平躺，先深吸两大口气，立即闭嘴，努力把横膈膜向下压，就像在憋排大便一样，每天早晚各做5～6次，是不是很简单？不过，你在练习的时候，只掌握用力方法就好了，千万不能用太大的力气哦！"

"好呢，我记住了。"妈妈轻轻拍了拍我，说，"果果，快谢谢美美阿姨！"

……

再后来，我们就被爸爸接回了家中，回想起来这真是充实的一天呢。

爸爸要做好妈妈的心理疏导

妈妈这几天总是唉声叹气的，我能感觉到她的压力好像很大，时不时地会跟我说一些话。爸爸下班回家以后，也会给她做心理疏导，我的爸爸真是一个好爸爸呢。这不，我又开始偷听他俩的"情话"啦！

"老婆，今天感觉怎么样呀？"

"嗯，还行，就是稍微有点忧虑，担心我们的宝宝不能平安地降生……"

"瞎说，怎么会呢！我的老婆又漂亮又能干，肯定能让我们的果果安全降生到这个世界上！"

"哎……人家毕竟是第一次怀孕嘛，还有就是听说生孩子真的很痛哦，老公。"

"不怕不怕，老婆，等你生果果的时候，我会一直陪在你身边的。放心，有我在旁边给你和果果加油、打气，你一定会顺利生产的。"

"嗯，老公，有你真好……"

"老婆，我没你也不行呀！"

接着，我感受到了他们温暖的拥抱，我也觉得心里暖暖的……

有爸爸在，我就放心多了，相信妈妈一定能调整好自己的心态，坦然地面对我的到来。

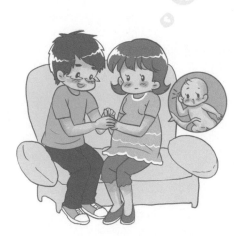

听说生宝宝时会很痛，我和妈妈都有些害怕。不过好在有爸爸的安抚，我们才放心很多。爸爸你一定要陪着妈妈，多给她打气，我和妈妈也会加油的。

综合考虑，选择好分娩医院

最近常听到妈妈和医生探讨去哪里生我的事情，我内心不禁激起一阵小激动，我和妈妈见面的日子越来越近了。妈妈，您赶紧按医生的建议去选择生我的医院吧。

分娩医院的选择

孕妈妈步入孕晚期以后，特别是进入孕9月，临近预产期，需要开始选择分娩的医院。分娩医院的选择依据主要有三个，分别是医院的软、硬件设施，孕妈妈的身体情况以及交通便利性。

医院的软、硬件设施主要包括医院的住院条件、床位是否紧张、医生的技术水平、紧急抢救设备或血源是否充足、能否选择分娩方法、分娩时家属能否陪同、产后有无专人护理和喂养专家指导等。

孕妈妈的身体情况是影响分娩的重要因素，在选择分娩医院时也应综合考虑。如果孕妈妈是高龄产妇，或在怀孕期间有高血压、糖尿病等病症，适宜选择妇产专科医院进行分娩；如果孕妈妈身体情况较为复杂，如妊娠期间患有胰腺炎、心脏病、贫血等病症，适宜选择大型综合性医院进行分娩，以便在发生并发症时能够及时处理。

建议尽量选择离家近、交通方便的医院，并在这家医院进行产检、生产、产后护理，如此才能在孕妈妈出现羊水破裂或其他突发情况时，在最短的时间内得到及时处理。

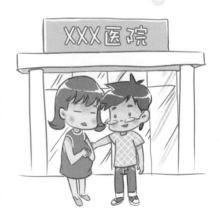

快要和爸爸妈妈见面了，我有点小兴奋。妈妈最好在同一家医院进行产检、生产和产后护理，这样以便医生了解情况，保证我的顺利出生。

分娩方式多听医生的建议

妈妈，我知道您一直都很纠结采取什么样的方式把我生出来，这从您多次与美美阿姨以及和爸爸的探讨就可以知道。其实，不管您采取什么方式把我带到这个世界上，只要是适合您的、医生建议的，我都可以接受。

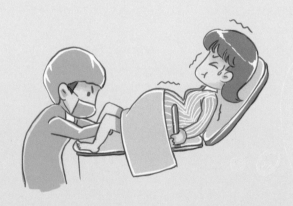

妈妈，我听医生说，自然分娩可以让您的身体受到的损伤更少，恢复更快，将来也更方便给我喂奶，经过您产道的挤压，我的心肺功能、皮肤神经末梢也能得到锻炼。

如果您因为特殊情况只能选择剖宫产的分娩方式也无须惋惜，因为它可以让您免去产前阵痛之苦，并减少妊娠并发症对您和我的影响。

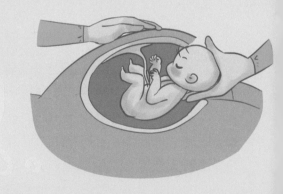

医生写给妈妈的话

分娩方式的选择应根据孕妈妈的
身体状况决定。目前，顺产是较为理想、对
母婴健康更好的一种分娩方式，这也是多数人优先
选择顺产的原因所在。但是，如果孕妈妈或胎儿存在
以下情况，需进行剖宫产：

◆产妇的骨盆明显狭小或畸形，阻碍产道时；产妇的
子宫颈未全开，且伴有脐带脱垂时；产妇感染了疱疹、梅毒
等疾病时；产前有胎盘前置、胎盘早期剥离、子宫破裂、血
管前置等情况时；产妇患有妊娠期高血压疾病，如无法控制
或并发子痫时。

◆胎位不正，如横位、臀位时；胎儿数量较多
时；胎儿超过4千克时；胎龄不满36周，体重低于
2500克时；胎儿出现宫内缺氧、宫内窘迫、
胎心发生变化以及严重的脐带绕颈等危
险状态时。

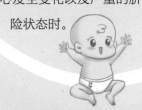

提前商量好我出生后的相关事宜

"叮咚，叮咚。"

今天下午，我还在"水房子"里睡午觉，就被一阵清脆的门铃声吵醒了，原来，是美美阿姨周末来家里和妈妈喝下午茶了，真羡慕她们悠闲的生活呀！

"亲爱的，怎么样，最近感觉还好吧？"

"老样子呗，就是多了几分紧张感。"妈妈回答道。

"别紧张，相信你肯定行的啦！对了，果果出生后的事情你们都安排好了吗？比如怎么坐月子啊，谁来帮助你一起带娃啊，果果所需的物品都准备好了吗？"

"这个……我们有考虑过，但是没有最后确定。宝爸说要让我们的爸妈过来帮忙，但我想去月子中心，感觉那边更专业，而且还不用麻烦家里人……你觉得呢？"

"都可以啊，主角是你，我觉得这两种方式各有利弊吧，最主要的是你和果果都能得到贴心的照顾。等过几天，我给果果买点衣服啊、奶瓶什么的送过来，你们就不要准备太多了。"

"哈哈，那我就替果果先谢谢你啦，到底是有经验的人，这都替我想好啦！"

"可不是嘛，这女人生孩子可是大事，一定要提前准备好这些事情才行呢。"

"嗯，我知道啦！"

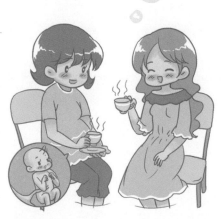

妈妈早点做好月子期的安排吧，这样您就可以轻松愉悦地迎接宝宝的降生了。

听完了她们俩的对话，我发现美美阿姨真的好贴心呀。另外，我还想对妈妈说，不管将来由谁照顾我们母子俩，我都会乖乖听话的，不给大家增添负担！

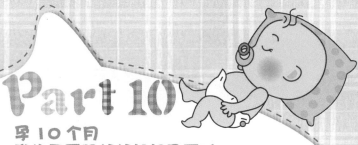

Part 10

孕10个月
我终于要跟爸爸妈妈见面啦

经过将近40周的成长，我终于要出生了！本月
我会结束在"水房子"里的生活，一想到要跟爸爸妈
妈见面，我的心情就很激动，我有可能随时来到外面
的世界，妈妈要做好准备，勇敢地迎接我。

妈妈，我来啦

妈妈，感谢您的一路陪伴，现在我们距离终点还差一点点了，等到你我相见，那一定是生命中幸福又激动人心的时刻！

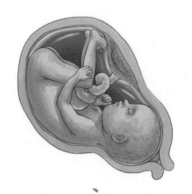

 第 37 周

→ 我的身长几乎有50厘米了，体重也达到了3000克。

→ 现在的我已经变得又圆又结实啦！

→ 我的手肘和膝盖开始内凹，为和爸爸妈妈的见面做准备。

→ 在我活动时，手臂和腿的轮廓能从外面看出来哦。

 第 38 周

→ 我已经发育得相当成熟，随时都可以出生了哦。

→ 现在我的四肢只能弯曲着，紧靠着身体。

→ 这个"水房子"现在已经没有多余的空间让我"大展拳脚"了。

→ 我脸上和身上的皱纹正在消失，看起来更漂亮了！

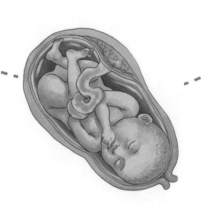

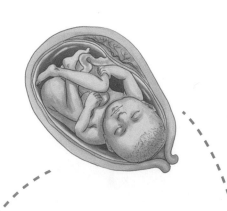

第 39 周

→ 我皮肤表面的大部分胎脂已经褪去，散落在"水房子"里。

→ 我检查了下，现在只有肩膀、胳膊和双腿上还覆盖着少量的胎毛。

→ 我能感觉到身体每天都在长脂肪，可能是为了将来御寒吧！

→ 虽然还没到预产期，如果我现在出生，也可以正常生长。

第 40 周

→ 本周的我，已经像一个小的西瓜那么重了！

→ 我肌肉发达，富有活力。

→ 我的大脑和四肢的发育已经接近完善了。

→ 头发遗传了爸爸妈妈，是黑色的，已经长了两三厘米。

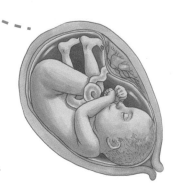

临产检查一定要做

"老婆，快起床了，今天该去医院做临产检查啦！"

"嗯，让我再睡一会……"

哈哈，妈妈和我想的一样，我也还没睡够呢，爸爸真讨厌，这么早就喊我们起床。临产检查是什么？听起来感觉很重要的样子。

"不行啦，快起来，上次医生特别交代了，临产检查是产前很重要的一次检查，关系着你和果果的健康，一定要去做呢！"

"哦，我……这……就……起来……"

医生写给妈妈的话

在孕37~41周[+6]，孕妈妈需要进行一系列的临产检查。

◆阴道检查：了解胎头衔接情况和胎头位置。

◆肛门检查：了解宫颈软硬度和薄厚、宫口扩张程度、是否破膜、骨盆腔大小、胎位及胎头下降程度。

◆胎心监护：一般医院多用胎心监护仪观察胎心曲线以观察胎心率变异及其与宫缩、胎动的关系。

◆超声波检查：此时超声波检查所要注意的指标有很多，与分娩密切相关。

◆观察羊水：可作为判断宝宝成熟度的依据。

多吃一些体积小、营养高的食物

妈妈，听爸爸说，我们现在已经进入了冲刺阶段，这段时间的饮食格外重要。医生也特意为您推荐了一些食物，可别忘了吃哦。

医生推荐的体积小、营养高的食物

鸡蛋的营养价值非常高，而且很容易被人体吸收。在产前，孕妈妈每天都可以吃1～2个鸡蛋，可以为分娩储备充足的体力，让生产更顺利。

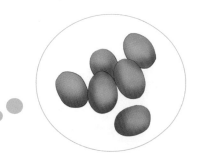

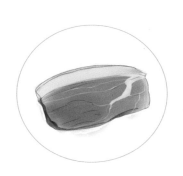

猪瘦肉、牛瘦肉、羊瘦肉，它们的体积不大，但营养丰富，孕妈妈在分娩前适量摄取，能为身体提供能量，同时又不至于营养过剩。

鱼类属于常见的动物性食品之一，孕妈妈在本月可以多吃一些海鱼，不仅能让胎儿变得更聪明，还能为身体补充优质蛋白质，从而顺利分娩。

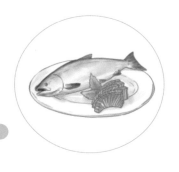

提前准备好妈妈和我要用到的东西

妈妈，我记得上次您带我去见医生的时候，临走前他特意叮嘱您该准备待产包了，听起来好像是很重要的东西，不知道您准备好了吗？

医生推荐的待产包清单

◆ **现金、银行卡：**办理住院、出院手续时需要用。

◆ **证件：**包括夫妻双方的身份证、户口本，孕妈妈的产检手册、病历本、医保卡等。

◆ **日用品：**饮水杯、饭盒、吸管、卫生巾、卫生纸等。

◆ **洗漱用品：**如牙刷、牙膏、毛巾、脸盆等。

◆ **食物：**待产时补充能量所需，可以准备巧克力、面条、甜粥、果汁等。

◆ **妈妈衣物：**睡衣2~3套，棉拖鞋1双，帽子1顶，一次性内裤1包。

◆ **哺乳用品：**包括防溢乳垫、哺乳胸罩、吸奶器、奶瓶、奶粉、奶嘴、奶瓶刷、奶瓶消毒工具等。

◆ **宝宝用品：**新生儿衣物、纸尿裤、婴儿被、隔尿垫等。

 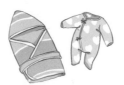

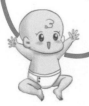

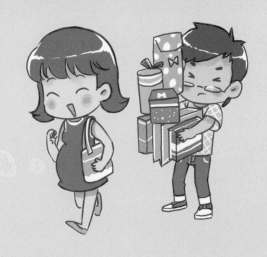

爸爸，您是大力士，在最后的冲刺阶段，请您一定要和妈妈一起提前准备好我和妈妈要用到的东西，这会为接下来的日子省去不少麻烦。

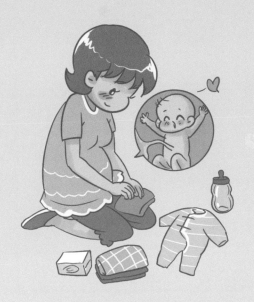

妈妈，您是细心的人，把东西买回来以后，要记得清点好，把它们放在随时可以取用的地方，等到我出生，就全部都可以派上用场啦！

这些都是我出生之后要用到的物品

前两天妈妈已经购买了一些我出生时要用到的东西，今天爸爸又给妈妈列了一张清单，上面写的是我出生之后要用到的东西，还说怕忘记所以要写下来，这样才不会在真正要用的时候手忙脚乱。有这样细心的爸爸照顾我，我真的很幸福。

物品名称	数量	物品名称	数量
纯棉内衣	2~6套	连身内衣	2~6件
外套	2~4套	两用斗篷	1~2件
包被	1~2条	棉尿布	3打
新生儿尿不湿	1包（64片）	袜子	2~4双
肚兜	1~2条	枕头	1~2个
蚊帐	1顶	床头玩具	1~2个
240毫升奶瓶	4~6个	备用奶嘴	2~4个
奶粉	1罐	奶粉分装盒	1个

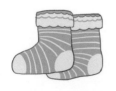
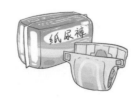
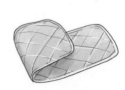
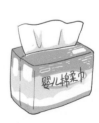

物品名称	数量	物品名称	数量
安抚奶嘴	2个	奶瓶奶嘴刷	2个
奶瓶清洁剂	1瓶	奶瓶保存箱	1组
温奶器	1个	奶瓶夹	1个
洗发乳（婴儿用）	1瓶	沐浴乳（婴儿用）	1瓶
婴幼儿洗衣液	1瓶	护臀膏	1支
浴巾、手帕	数条	浴盆	1个
宝宝乳液	1瓶	宝宝油	1瓶
爽身粉	1瓶	棉花棒	2盒
安全别针	2~4个	婴儿水杯	1个
安全剪刀	1把	吸鼻器	1个
水温计	1个	体温计	1支
喂药器	1个	柔湿巾	数盒
婴儿床	1张	婴儿车	1辆
鱼肝油	1瓶	洗脸巾	2条

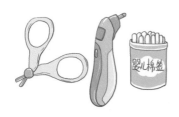
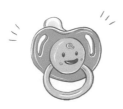
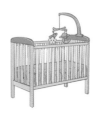

妈妈要了解分娩过程，掌握分娩技巧

　　最近妈妈变得非常勤于学习，总是找医生或者护士问这问那的，仔细一听才知道，原来，妈妈是在了解生我的过程，想多掌握一些分娩的技巧呢！

　　听医生介绍说，分娩方式分为顺产和剖宫产两种，不同的分娩方式，分娩过程也不一样。原来，生我是一件这么有仪式感的事情呀！

医生介绍的分娩知识

　　一般来说，顺产会经历三大产程：

　　第一产程是指从子宫有规律地收缩，到子宫口全开的过程。初产妇需要经历12～18小时，经产妇则需要6～8小时。由于子宫不断收缩，迫使胎儿下降，子宫颈口逐渐张开，直至子宫颈管消失、宫颈口全开。

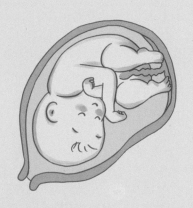

　　分娩技巧： 这一产程孕妈妈会经历一段长时间的阵痛，此时不要因为疼痛而用力，尤其不要大喊大叫，避免消耗大量体力；可将注意力放在呼吸上来放松身体和精神，也可以听听音乐、和准爸爸聊聊天转移注意力；宫缩间隙可以闭目休息，吃点高热量且易消化的食物补充体力。

　　妈妈此时不要大声喊叫，应该用呼吸法来缓解疼痛。尽量保持呼吸的节奏，用鼻子吸气，用嘴巴轻轻呼出。

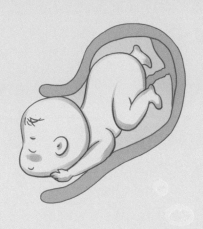

第二产程指从子宫口全开到胎儿娩出的过程。这个时期，子宫收缩会更频繁有力，间隔时间较短，产妇要在助产师的指示和帮助下进行呼吸和用力，直至胎儿出生。初产妇的子宫颈口和阴道较紧，胎儿娩出需要1～3小时，经产妇通常可在1小时内完成。

分娩技巧： 这一产程，孕妈妈应把双腿弯曲分开，当宫缩开始时，像解大便一样用力向下，时间越长越好，以增加腹压，促进胎儿娩出；宫缩间歇时，充分放松休息，等到下次宫缩时再用力。待胎头露出后，宫缩强烈时，不要再向下用力，应张口呼气，以解除过高的腹压；宫缩间歇时，稍屏气向下用力，使胎头缓缓娩出即可。

妈妈应在医生的指导下，用子宫和腹部的肌肉、盆腔肌肉推压子宫里的宝宝。

第三产程指从胎儿娩出直至胎盘娩出的过程。宝宝平安出生后，医生会剪断脐带，并确认其健康状态。产妇的宫缩会有短暂停歇，在10～20分钟后，最多不超过半小时，又会以宫缩的形式排出胎盘，同时伴随一些血液流出，继而子宫收缩较紧，流血减少，分娩过程到此全部结束。

分娩技巧： 此时，孕妈妈依然可以按照第二产程的屏气法用力，用尽全力，加快胎盘的娩出，减少出血。

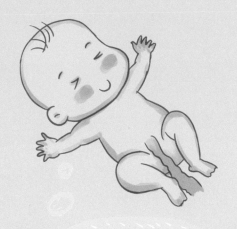

宝宝出生后，妈妈还要继续屏气用力，加速胎盘娩出。

我想在妈妈的肚子里多待一会儿

原来，这间"水房子"不是我想住多久就能住多久的呀，我一直那么喜欢它，即使我慢慢长大了，"水房子"变小了，也从来不嫌弃。但是，我慢慢地也从医生那里知道了，如果我到期了还不出来，妈妈就会有危险了，我不想让妈妈因为我有什么闪失，毕竟怀胎十月已经让她很累了。

所以妈妈，请放心，我会乖乖在这里吃饱喝足，等到日子了，会定期赴我们一家三口的约定。我相信，那一定是幸福美满的一刻，您说对吗？

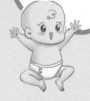

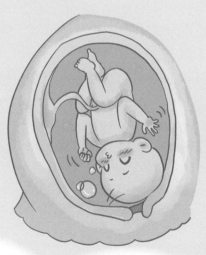

现在的我虽然只能头部朝下在"水房子"里待着，但是每天都无忧无虑，没事的时候就吞点羊水，吐个泡泡，好不惬意。妈妈，我想多住一段时间，可以吗？

妈妈好像听到了我的心声，一边抚摸我，一边说："果果，足月就发动吧，爸爸妈妈都在外面等着你呢，还给你准备了漂亮的婴儿房，里面有各种各样的玩具哦！"

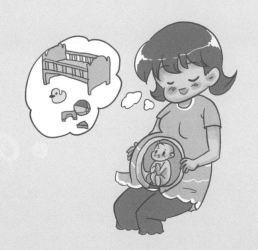

医生写给妈妈的话

倘若孕妈妈过了预产期仍然没有任何要分娩的迹象，一周以内应合理膳食、加强运动，促使胎儿入盆，锻炼盆底肌肉，增强产力。一周后应去医院待产，并对胎儿在宫内的健康状况、胎盘功能等进行监测，如果胎儿已经成熟，且情况尚好，可于孕41周后进行引产，尤其是高龄、患有妊娠期高血压疾病以及胎儿过大的孕妈妈，更要注意这种情况。

另外，如果预产期推迟到14天后，即可达到临床上所谓的"过期妊娠"，这时，部分孕妈妈的胎盘会出现老化，胎儿会出现缺氧窒息等情况，对胎儿的危害较大，应及时到医院采取措施，切不可大意。

这些信号暗示我要出生了

"老婆，我特地查了下，如果你出现下面这些信号，就表示咱们的果果要出生了，我们一起来学习下。""好啊。"爸爸妈妈又在学习分娩知识了。

宝宝要出生的三大信号

"首先就是宫缩。在临产前，你的腹部会出现有规律的阵痛，持续时长不等，这是子宫收缩导致的，老婆，记住了哦。""嗯。"

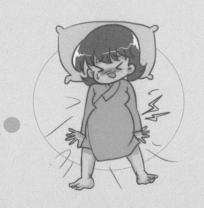

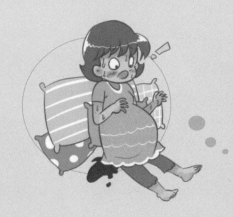

"当子宫颈慢慢张开时，孕妈妈的阴道就会排出少量带血的黏液，这就是见红。""嗯，这个我也听美美说过，她还说，见红几个小时后，要去医院检查呢。"

"第三个信号是破水。因羊膜破裂，羊水从阴道中流出，即为破水。破水后应平卧，并将臀部抬高，立即前往医院。""老婆，你破水的时候我会第一时间把你送到医院的。"

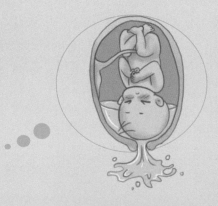

"老婆，这里还说了，专家提醒，真正的分娩信号就是见红、宫缩和破水这三种，如果孕妈妈出现这三种现象之一或者更多，甚至一起发生时，应尽快去医院，做好临产准备。"

"知道啦，这几天我会密切关注这三种情况的。"

"我也会好好看着的，放心吧，老婆，嘻嘻……"

看来，爸爸妈妈已经完全掌握了我要出生的一些信号，这样我也安心了。

医生写给妈妈的话

在临产前，大多数孕妈妈还会出现一些其他的容易被忽视的征兆。

◆如厕次数增多：孕晚期胎头下降至骨盆，对膀胱和直肠造成压迫，从而增加便意和尿意。

◆胎动次数明显减少：胎儿进入妈妈的骨盆固定下来后，受到所处位置的限制，活动范围变小，动作也变少了，因此，孕妈妈会发现胎动明显减少了。

◆阴道分泌物增多：即将临盆时，孕妈妈的阴道和子宫颈部分泌的透明黏液会增多，这些黏液可以在胎儿通过产道时起到润滑作用。

◆胃部和胸部压迫感减轻：胎儿的下降减轻了子宫对胃和胸部的压迫，腹腔空间变大，连呼吸都变得畅快了，食欲也会有所恢复。

一声啼哭作为"见面礼"，妈妈辛苦了

激动人心的时刻终于到来了，今天，是我要出生的日子，我给爸爸妈妈准备了隆重的见面礼——我第一声响亮的啼哭。

昨天爸爸妈妈刚刚学习了我要出生的一些信号，没想到今天马上就派上用场了！

一大早我和妈妈就被送到了医院里面，还是那个一直为我们做检查的医生接待了我们。我能感觉到，虽然妈妈有些紧张，但是有爸爸一直陪在身边，还有外公、外婆、爷爷、奶奶也都一起来了，一会儿喂妈妈吃巧克力，一会儿给妈妈做按摩，忙得不亦乐乎！

妈妈忍不住地喊着"痛"，爸爸在一旁体贴地安慰她。这时候，医生和护士来给妈妈做检查，还给妈妈打了催产针。

过了一段时间，妈妈的宫缩开始加快，我和妈妈终于被推进了手术室。全程都有医生和护士教妈妈呼吸和用力，我也暗自加油。我努力地配合妈妈，在妈妈用力的时候，我也拼命往外挤，一次，两次，三次……挤呀，挤呀，终于挤到了妈妈的产道口，妈妈再一次用力，终于，我感觉被一双手拉了出去，伴随着一声啼哭，我出生啦！

虽然还看不太清楚周围的环境和陌生的人脸，但是我能感觉到大家对我的喜欢和爱护。医生给我擦干净了身子，剪断了那根长长的带子，从此，我便成了一个独立的小人儿，别提有多自豪和开心啦！

此时此刻，我很想对亲爱的妈妈说一句，您辛苦了！但是却只能通过哭声来表达，那就让我哭得更大声一点吧！

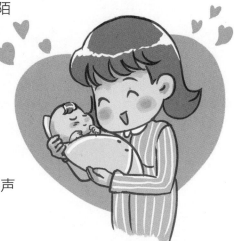